だるさ一掃×よく眠れる×自律神経が整う

1日1杯

疲れのおそうじスープ

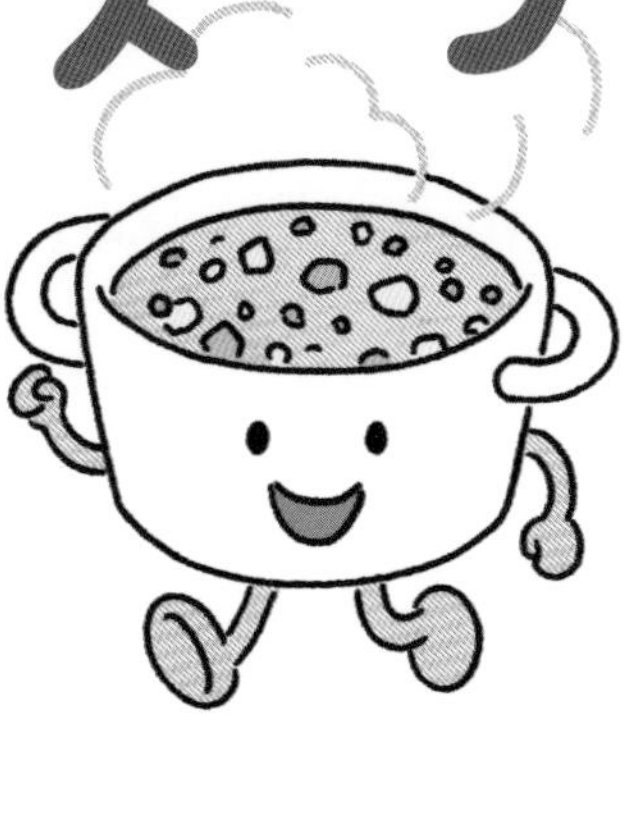

医師
御川安仁

アスコム

疲れを細胞レベルからとる
栄養素と医学的知見を、
1杯のスープに凝縮しました。

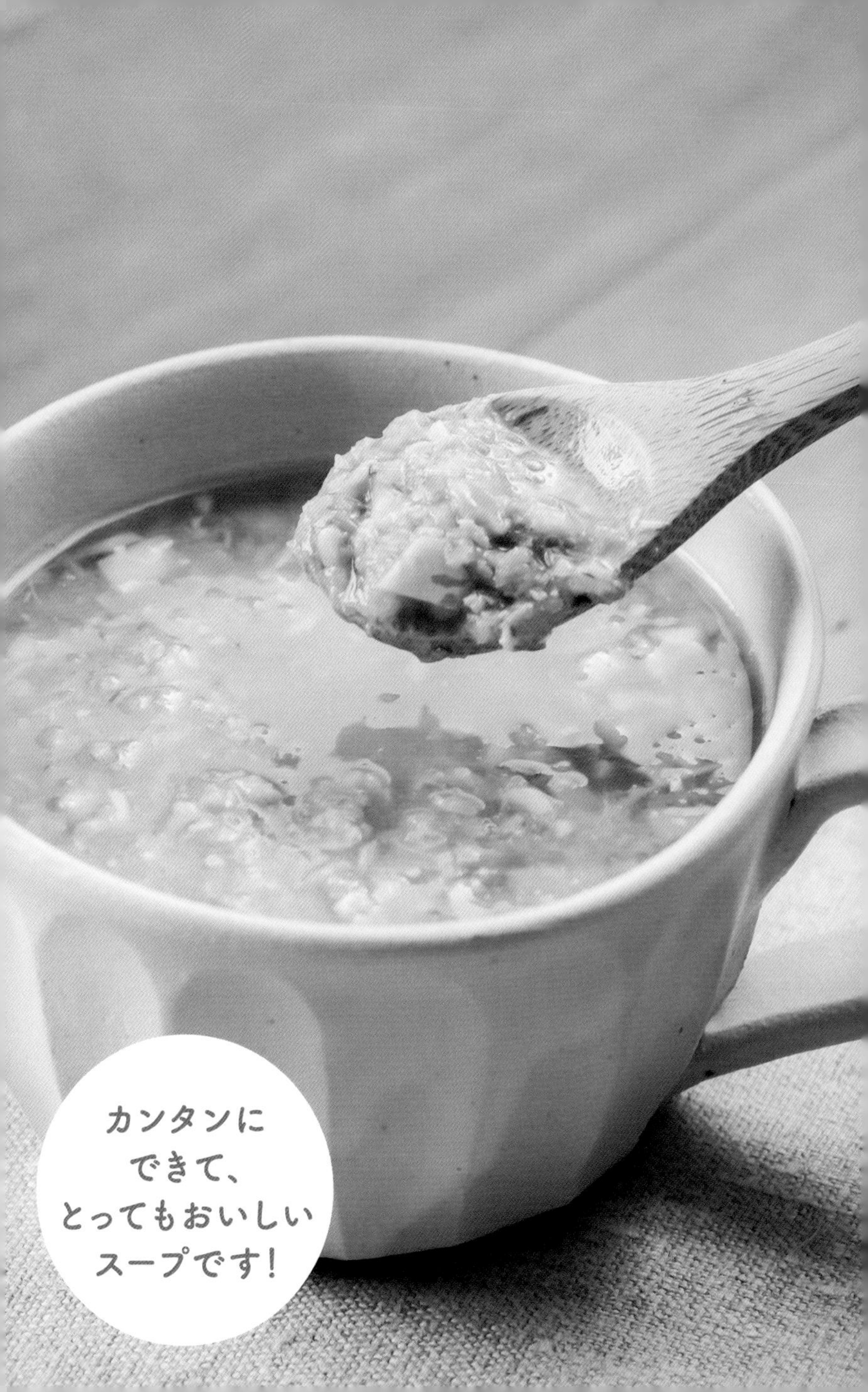
カンタンに
できて、
とってもおいしい
スープです！

プロローグ

疲れは年のせいと決めつけていませんか？

「なぜか、朝起きたときが一番疲れている」
「体がだるくて何もしたくない」
「日中、眠気が襲ってきて、体が重い」

この本を手に取ってくださったのは、こんな症状が続いている人が多いかもしれません。でも、年齢のせいだから疲れるのはしょうがない、なんてあきらめていませんか？

それはもったいないと思います。実際は、年齢なんて関係なく、80歳でも疲れ知らずの元気な人もいます。

この本では、あなたの疲れをとり除く方法をお伝えします。

しつこい疲れがとれるわけないと思うかもしれませんが、そんなことはありません。まずは疲れがなぜ起きるのか、どうやったらとれるのかを知ってもらえたらと思います。納得してやっていくほうが、より成果が出やすいからです。

疲れの逆、元気のベースは細胞にあります。人間には37兆個ともいわれる細胞がありますが、この細胞のひとつひとつが元気だと、体は元気な状態になります。一方で細胞に元気がないと、疲れている状態になります。それなら、細胞を元気にできたらいいということです。

その重要なポイントになるのが「ミトコンドリア」です。

ミトコンドリアは、細胞の中にある、まさに細胞を元気にする源です。ミトコンドリアの数が多く元気だと、細胞が元気になり、体も元気になります。長時間回遊し続けるマグロや、飛び続ける渡り鳥の筋肉には、ミトコンドリアが豊富にあります。

では、どうやってミトコンドリアを元気にし、ミトコンドリアの数を増やすか？

一番おすすめの方法は「食事」です。

食事から、ミトコンドリアを元気にする栄養素をとることです。毎日続けられて、患者さんにもすすめられる何かいい方法はないか。

そう考えて行き着いたのが「**疲れのおそうじスープ**」です。スープならば毎食取り入れやすいし、まとめて作って冷凍しておけば、食べるときにお湯を注ぐだけで大丈夫。疲れているときは、料理もしたくないものですよね。

「疲れのおそうじスープ」は、患者さんにも飲んでいただいていて、皆さん、疲労が減ったといいます。

私自身も、このスープに救われた一人です。ぜひ、あなたもこのスープで、疲れをとり除き、毎日を元気に過ごしていただけたらと思います。

あなたの疲れの危険度テスト

★ 寝ても疲れがとれない

★ 洗髪のときに手がだるくて頭まで上がらない

★ 15分間立っているのがつらい

□ 朝起きるのがつらい

□ 夜あまりよく眠れない

□ 甘いものがやたらと食べたくなる

□ 前はできたのにできなくなったことがある

□ お風呂に入るのがおっくう

□ 4桁以上の数字を記憶できない

□ よく不安な気持ちになる

□ イライラすることが多い

□ やる気が出ない

□ 日中強い眠気に襲われる

□ 毎日のように体がだるい

□ 性欲が落ちた

✓ 最初の3項目のうち 1個でも当てはまる

疲れのレッドカードです。気がつかない間に疲労がたまりきっています。ぜひ、この本の対策を試してください。

解消しないようならば疲労の専門機関に。

✓ 4番目以降の項目が 0〜2個当てはまる

まだ心配しなくても大丈夫なようですが、1個でもあれば早めに対策をしたほうがよいでしょう。ときどき当てはまるという方もぜひ対策を始めてください。

✓ 4番目以降の項目が 3個以上当てはまる

疲れの危険信号です。慢性的な疲労状態におちいっている可能性があります。疲れのおそうじスープですぐに対策を始めましょう。ストレス生活の見直しも大切です。

疲れのおそうじスープのヒミツ

シンプルなのに……
こんなに栄養素がぎっしり

コエンザイムQ10《キューテン》
ミトコンドリア内でのエネルギー源産生の中心的役割を果たします。抗酸化作用やアンチエイジング効果も期待されています。

EPA/DHA（オメガ3脂肪酸）
EPAは血液サラサラや抗炎症を、DHAは目と脳の機能をサポート。ともにミトコンドリアの機能を高めます。

マグネシウム
ミトコンドリアがエネルギー源をつくる際の働きをサポート。自律神経の安定と血圧・血糖値の改善、骨の強化にも貢献します。

たんぱく質
細胞や筋肉をつくる主要な成分で、ミトコンドリアがよく働くためのベースとなる、元気な体づくりに欠かせない栄養素です。

抗酸化物質
野菜に含まれるイソチオシアネートやきのこのβ-グルカンなど。毒出しをうながしてミトコンドリアの活性化を助けます。

亜鉛
ミトコンドリアがつくったエネルギー源をエネルギー化する際に使われます。発生した活性酸素を除去する働きにも関与。

ビタミンB群
たんぱく質、糖質、脂質の代謝をうながします。ミトコンドリアのエネルギー源づくりのシステムで潤滑油的な役割も果たします。

PQQ
ミトコンドリアの数を増やしたり、大きくしたりする働きがあります。コエンザイムQ10とともに働くと認知機能の改善にも。

使う材料は7種類

- サバ缶 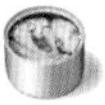
- 蒸し大豆 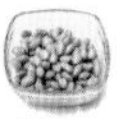
- みそ 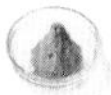
- 大根 
- しょうゆ 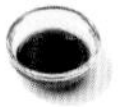
- 酢 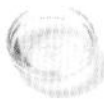
- まいたけ 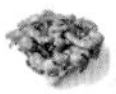

スーパーで手軽にそろえられる食材だけで作れるスープです。

作り置きして冷凍できる

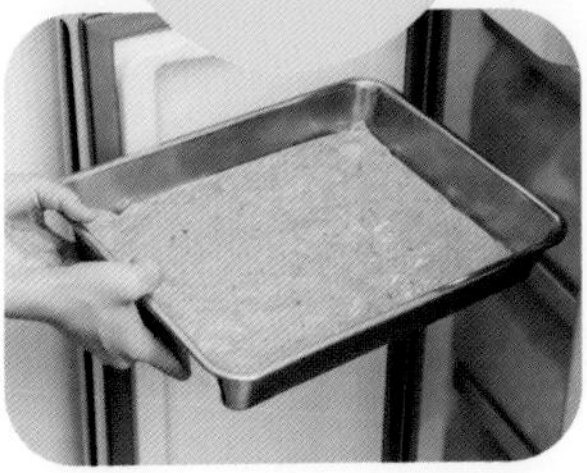

疲れのおそうじスープは、「スープのもと」を最初に作っておきます。作りやすい分量は10杯分です。それを冷凍保存しておけば2週間は使えます。毎日1杯分ずつ飲むので便利なうえ、手軽に続けられるのが魅力。

特別な調理器具を使わない

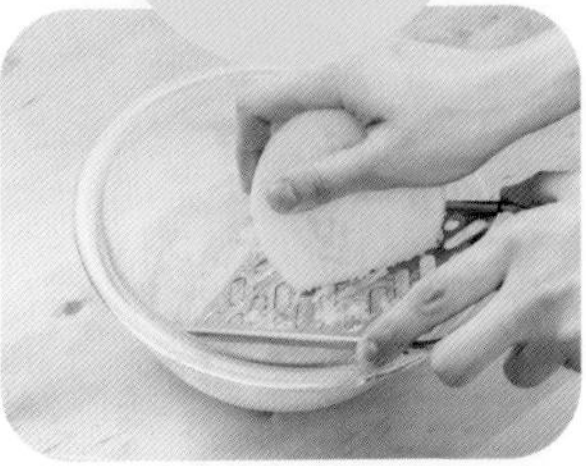

ミキサーやブレンダーなどの特別な道具はいりません。おろし器と保存用のジッパー付きビニール袋があればOK。

おいしい！

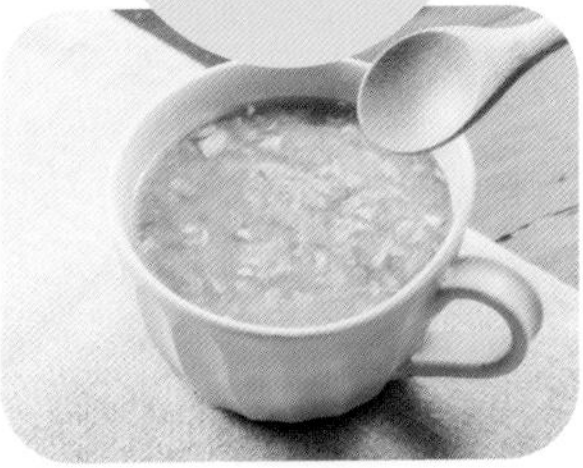

どんなに栄養たっぷりで体にいいスープでも、おいしくなければ続けられません。疲れのおそうじスープは、「おいしくて毎日飲みたくなる」ことを重視して食材を組み合わせています。

お湯を注ぐだけで飲める

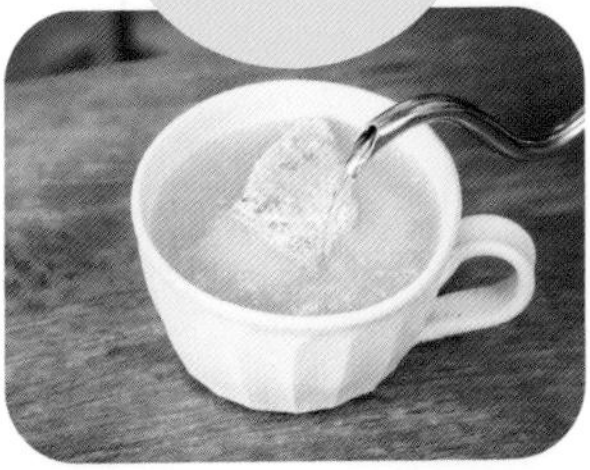

凍らせておいたスープを取り出して、カップに入れてお湯を注ぐだけで完成！ ※お好みによりレンジで温めてもおいしくいただけます。

どんな食事にも合う

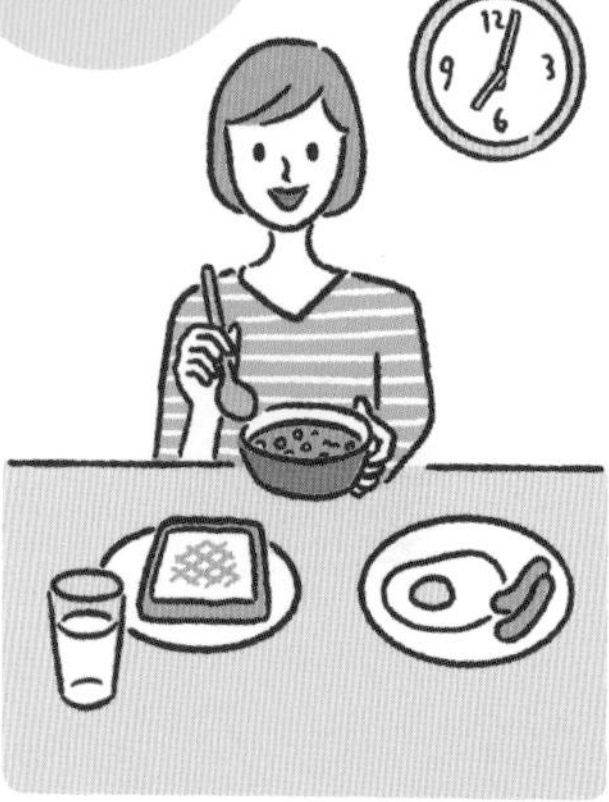

小腹がすいたときにもぴったり

サッと手軽に作れて、お腹にもたれないので夜食や昼間の軽食に。食欲がないときにもスープなら飲みやすく、体も温まります。


疲れのおそうじスープは1日1杯、朝食のときに飲むのが基本です。でもどんな食事にも合うおいしさなので、朝以外にも、夕食のおみそ汁の代わりなど、普段の食事の一品として大活躍します。

汁ものを作るのが面倒なときにもサッと出せます。

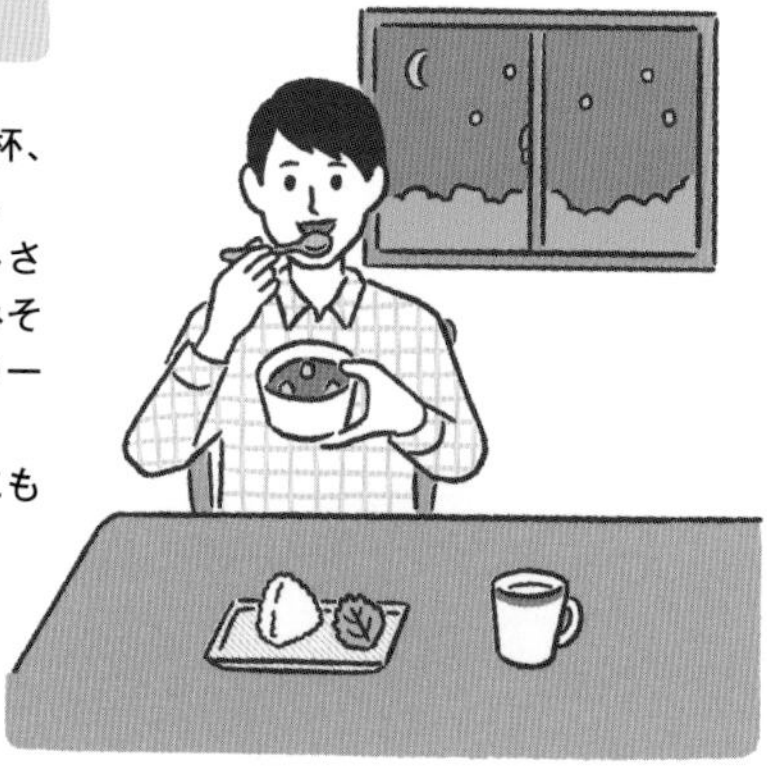

食欲がないときやダイエット中の栄養補給に最適

栄養素が豊富な疲れのおそうじスープは、食欲がないときに1杯飲むだけで手軽に栄養補給ができます。

1杯75kcalと低カロリーで、低糖質なので、ダイエットの強い味方になります。さらに、減量中に不足しがちなたんぱく質も補うことができます。

アレンジして効能がアップ！

「スープのもと」に食材や調味料を追加してアレンジすれば、さらにおいしく！　さまざまな栄養素を含む食材がプラスされるので、効能もアップ（138 ページから）。

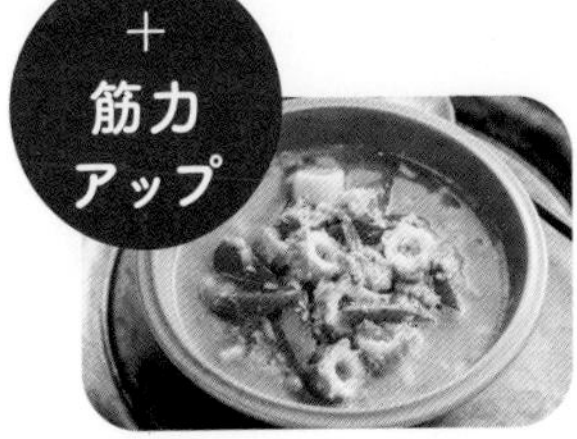

＋
筋力アップ

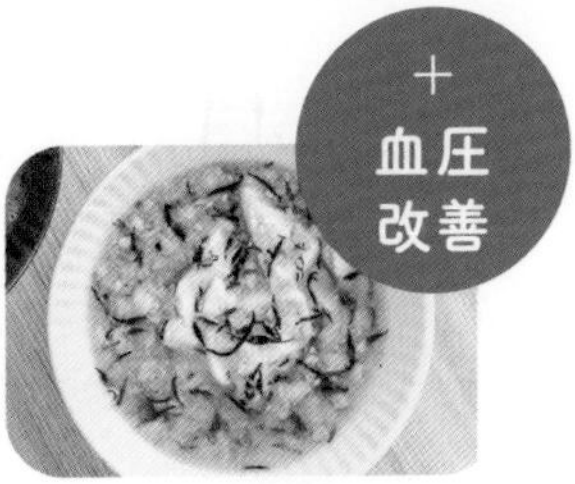

＋
血圧改善

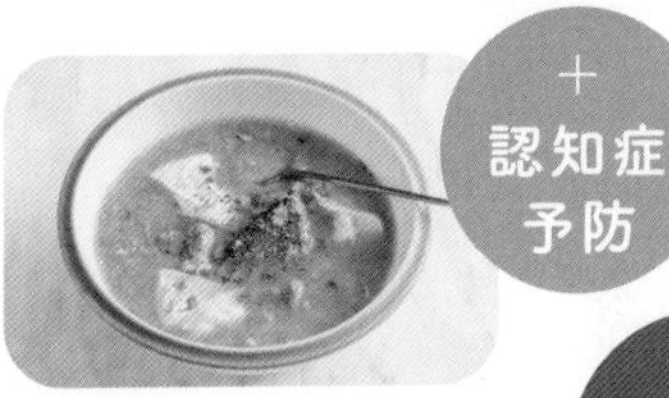

＋
認知症予防

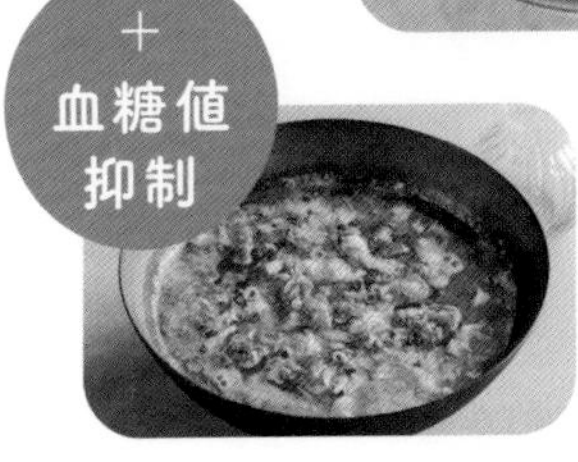

＋
血糖値抑制

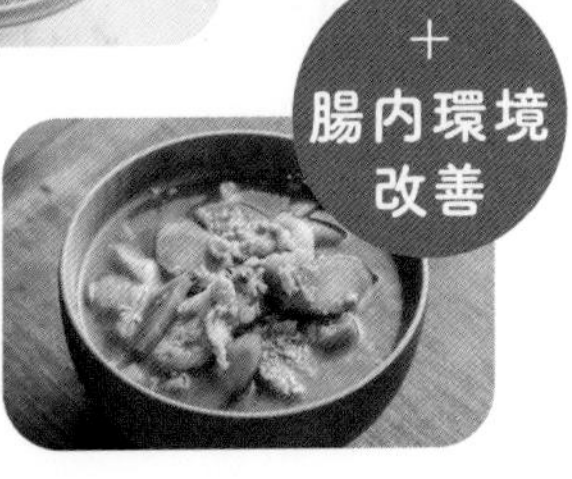

＋
腸内環境改善

続ければこうなる！

疲れにくくなる
やる気が出る
体力がつく
よく眠れる
肩こりなどの改善
お通じの改善

疲れのおそうじスープを試してもらいました！

疲れのおそうじスープを４人の方々に２週間、1日１杯以上毎日飲んでもらい、本当に疲れやだるさがなくなるのか実証検査を行いました。飲み始める日と２週間後の早朝に血液と唾液検査を受けていただいたところ、４人全員の数値にうれしい変化が起こるという結果に！

疲れの変化はこの値を見ればいい！

疲れの原因物質が減っているか、活力源が増えているかを確認！

ストレスから体を守る
コルチゾール

ストレスから体を守ったり、体に活力を与えたりするホルモン。その産生にはミトコンドリアが関わります。

体のサビつきを抑える力
抗酸化力

体をサビつかせ、見た目の老化や病気を引き起こす活性酸素とフリーラジカル群を抑制する力を表します。

新陳代謝の早いたんぱく質
プレアルブミン

体の中で、数日サイクルで入れ替わる鋭敏なたんぱく質。たんぱく質は筋肉や酵素の材料として重要です。

エネルギーの材料にもなる
乳酸

ミトコンドリアに取り込まれることでエネルギーに変化。エネルギー不足だと、数値は上がります。

体内の炎症を改善する脂肪酸
EPA・DHA

体に必要なオメガ３脂肪酸。細胞やミトコンドリアの機能向上に関与するほか、炎症を抑える働きもあります。

脂肪と結合しスタミナ源に
遊離カルニチン

アミノ酸の一種。脂肪と結びついてミトコンドリアに入り込むことで、長時間動けるエネルギーの材料に。

高井あかねさん（53歳）

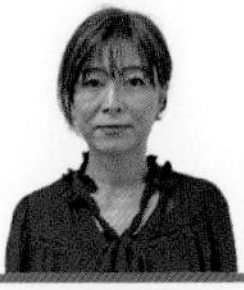

眠りが深くなって朝のだるさが減った！

夜、眠くなっても忙しくてタイミングを逃し、その後いざ眠ろうとすると睡眠が浅く何回も目が覚めてしまいます。寝起きもつらく、起床後も3時間くらいは体がだるくて……。ですが、スープを飲み続けるうちに、自然と深く眠れるようになり、朝のだるさも減ったように思います。

ストレスから体を守るコルチゾールが正常化

4.6nmol/ℓ→24.5nmol/ℓ

433%アップ！

その他のデータ

- EPA　86.4μg/mℓ→108.0μg/mℓ
- DHA　137.5μg/mℓ→156.6μg/mℓ
- 抗酸化力　1774μmol/ℓ→1480μmol/ℓ
- プレアルブミン　26.9mg/dℓ→28.7mg/dℓ
- 乳酸　10.4mg/dℓ→8.2mg/dℓ
- 遊離カルニチン 41.3μmol/ℓ→45.0μmol/ℓ

まさえさん（75歳）

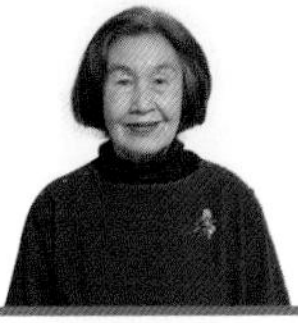

2日後に足の冷えがとれ体が軽くなった！

足が冷えてなかなか眠れず、疲れがとれないのが悩みでした。スープを飲み始めて2日目には、血のめぐりがよくなって足の冷えがなくなり、寝つきがよくなったんです。体が軽くなり、気持ちもポジティブになりました。

ストレスから体を守るコルチゾールが正常化

9.6nmol/ℓ→28.5nmol/ℓ

197%アップ！

その他のデータ

- EPA　38.9μg/mℓ→88.9μg/mℓ
- DHA　135.2μg/mℓ→176.7μg/mℓ
- 抗酸化力　2427μmol/ℓ→2273μmolg/ℓ
- プレアルブミン　28.1mg/dℓ→29.8 mg/dℓ
- 乳酸　4.6mg/dℓ→6.0mg/dℓ
- 遊離カルニチン　44.3μmol/ℓ→51.7μmol/ℓ

しのぶさん（57歳）

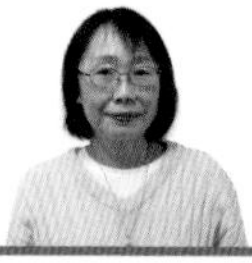

起きたときの足が固まった感じが楽になった！

50代に入って足腰が疲れやすくなりました。ここ数年は、起床時にひざから下が固まってしまい、すぐに起き上がれず困ることも。このスープを飲んでからは、ひざ下の硬直感が軽減し、とても楽になりました！

エネルギー不足の指標の乳酸値が低下

6.6mg/dℓ→4.2mg/dℓ

36%下がった！

その他のデータ

- コルチゾール　4.9nmol/ℓ→5.5nmol/ℓ
- EPA　48.6μg/mℓ→61.7μg/mℓ
- DHA　124.7μg/mℓ→131.2μg/mℓ
- 抗酸化力　1583μmol/ℓ→1621μmol/ℓ
- プレアルブミン　28.7mg/dℓ→29.1mg/dℓ
- 遊離カルニチン　44.6μmol/ℓ→50.3μmol/ℓ

藪下秀樹さん（61歳）

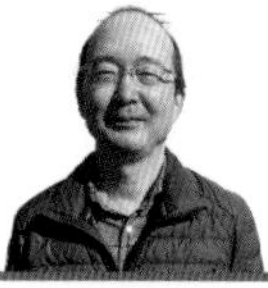

階段で息切れせず電車で立っていても疲れない！

夜遅くまで仕事をすることが多く、いつも疲労感がありました。ですがスープを飲み始めて5日ほどすると、今までのように階段で息切れしないし、電車で立っていても疲れないなどのうれしい変化がありました！

体のサビつきを防ぐ抗酸化力がアップ

1385μmol/ℓ→1714μmol/ℓ

24%アップ！

その他のデータ

- コルチゾール　1.5nmol/ℓ→1.5nmol/ℓ
- EPA　30.3μg/mℓ→77.0μg/mℓ
- DHA　99.4μg/mℓ→149.4μg/mℓ
- プレアルブミン　30.9mg/dℓ→33.0mg/dℓ
- 乳酸　14.4mg/dℓ→13.0mg/dℓ
- 遊離カルニチン　49.4μmol/ℓ→50.2μmol/ℓ

疲れのおそうじスープを2週間飲んでいただいた結果、ミトコンドリアが活性化し、疲労緩和を示すデータが全員に見られました。
例えば、15ページでご紹介した高井あかねさん（53歳）のコルチゾールの数値は

開始時　4・6 nmol/ℓ

433%アップ！

2週間後　24・5 nmol/ℓ

ストレスから体を守り、朝、体を目覚めさせるコルチゾールが5倍以上に！

これはミトコンドリアの機能が上がった証明で、なんと4人のコルチゾールは平均2・6倍になりました。

ほかにも、まさえさん（75歳）のEPAの数値は、

開始時　38・9μg/ml

2週間後　88・9μg/ml

129％アップ！

体内の炎症を改善する成分が大幅に増えた！

ＥＰＡはミトコンドリアの材料となり、また炎症を抑えコルチゾールの無駄使いを抑制してくれるものです。数値が増えればミトコンドリアが活性化しやすくなります。平均でＥＰＡが84％、同じくミトコンドリアの材料になるＤＨＡが25％伸び、ほかの数値も、

・抗酸化力が最大24％アップ！
・プレアルブミンが全員増加！
・乳酸値が最大36％下がった！
・遊離カルニチンが全員増加！

と、確実な変化があり「疲れが軽くなった」と実感しています。
次はあなたです。疲れのおそうじスープを今日から始めましょう。

だるさ一掃×よく眠れる×自律神経が整う
1日1杯 疲れのおそうじスープ 目次

プロローグ

第1章 後悔しても遅い！「疲れを放置した人に訪れる悲劇」

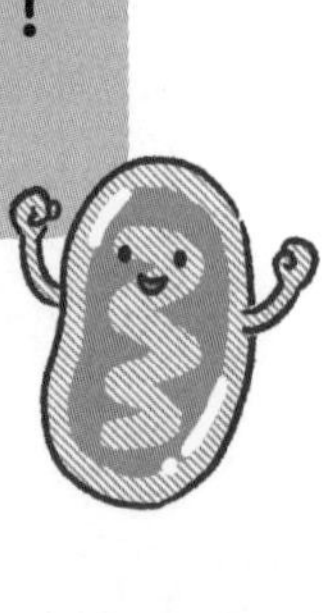

第2章 細胞のエネルギー工場「ミトコンドリア」

第3章 「5つの成分」でミトコンドリアを元気にする

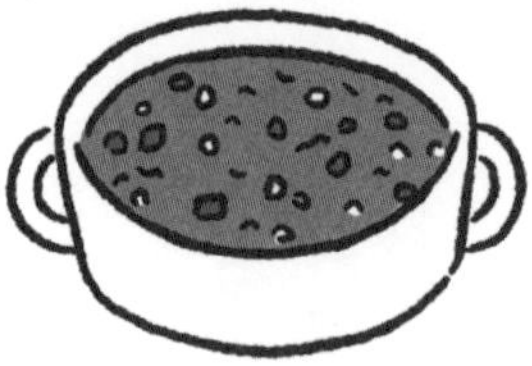

第4章 必要な栄養素を1杯に凝縮した「疲れのおそうじスープ」

第5章

1日1杯！疲れのおそうじスープの「作り方」と「レシピ」

第6章

一生疲れない体に！「細胞から疲れをとる習慣」

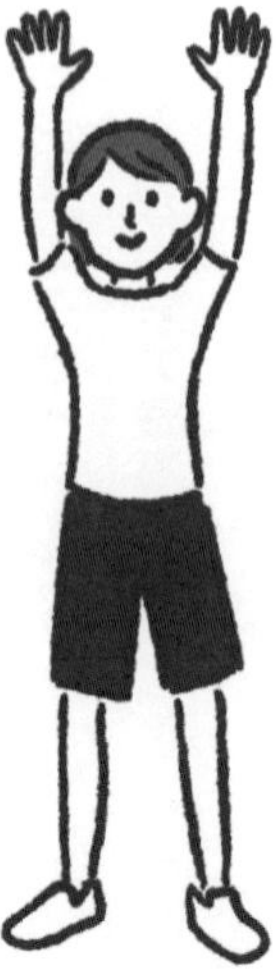

本書は、2022年1月に弊社より刊行された『体が勝手に元気になる だる消しスープ』を改題し、加筆・修正したものです。記述内容は、刊行時点（2022年1月）の情報に基づいたものとなります。

第1章

後悔しても遅い！
「疲れを放置した人に訪れる悲劇」

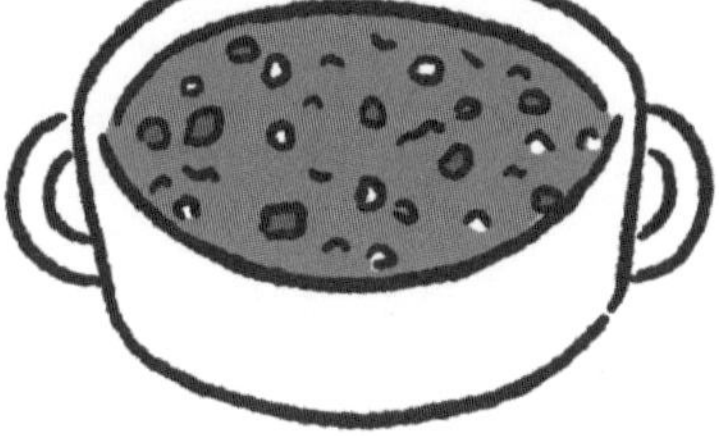

疲れは何もしないとどんどんひどくなる

8ページの「あなたの疲れの危険度テスト」の結果はいかがでしたでしょうか。いくつ当てはまりましたか？

普段、なんとなく疲れを感じていても、毎日の暮らしの中で自分の心身としっかり向き合うことはなかなかできないものです。

あらためてご自身の疲れ具合を自覚し、どうにかしなくてはいけないと思われたかもしれませんね。

もし、テストの項目にひとつでも当てはまっていれば、十分に慢性疲れの予備軍といえるのです。

これという明確な理由もないのに、なんとなく毎日お疲れ気味。

「年齢のせいだから仕方ない」とか、「少し休めば大丈夫かな……」などとごまかしてやり過ごしてしまう。

それをくり返しているうちに、気がつくと体が重だるいのが当たり前の状態になっている。

このような体調があなたの「普通」になっているのではないでしょうか。

一見なんでもなさそうなこの状態、実はとても危険なのです。

慢性的な疲れには根深い理由があり、原因を解消しなければ、疲れやすい体質になってしまいます。

それだけではありません。疲れを放っておくと、さまざまな症状が複合的に現れるようになり、専門的に治療をしても改善に時間がかかってしまうようになります。

私の患者さんの中にも、「いつも疲れていて体がだるい……」という状態を放っておいた結果、お風呂で髪を洗うときに頭まで手が上がらない状態になった方がいます。そこで初めて深刻な疲れを自覚され、受診されたのですが、もっと早く異変に気づいていれば、症状が軽いうちに対策ができ、改善も早かったはずです。

特に、何事もがんばり過ぎてしまう人ほど、疲れを我慢して悪化させてしまったり、疲れに気づかないまま働き過ぎてしまい、ある日突然燃え尽きてしまったりする恐れがあるので要注意です。

少しでも長引く疲れを意識したら、ぜひこの本で「疲れのおそうじ」に取り組んでみてください。

実は、私自身も、慢性疲労におちいったことがあります。立っていることもつらいし、腕を上げることすらままならない。毎日が不安の連続でした。

なので、みなさんが抱えているつらさや苦しさは、人ごとではなく手に取るようによくわかります。

だからこそ、私自身の体調を改善できた「疲れのおそうじ」を、自信を持ってすすめられるのです。

では、疲れの原因を解消しないと、どのような症状が現れるようになるのか、見ていきましょう。

こりや痛みの黒幕を知っていますか？

疲れを感じているときは、たいていの場合、自律神経が乱れています。
自律神経というのは、体の末梢《まっしょう》神経の一部で、刺激を受けて自動的に体の機能を調整するものです。わかりやすいのは、汗を出したり、血圧を調整したりする働きでしょう。

自律神経には副交感神経と交感神経があります。
簡単にいえば、リラックスしているときは副交感神経、緊張やストレスを感じているときは交感神経が優位に働いています。

交感神経は緊急時に対応するときなどに働いてくれないと困るので１００％悪者で

はありませんが、あまり優位な時間が長く続くと体には負担がかかります。

この2つの神経のバランスがうまく取れているのが健康な状態です。

しかし、疲れているときは、1日のうちで交感神経が優位になっている時間が長くなっていることがほとんどです。

そのメカニズムは第2章でくわしくお伝えしますが、特に寝ている間に血糖値の激しい上下活動が起きていて、交感神経が長く優位になってしまっている状態がよく見られます。

すると何が起こるかというと、体の「骨格筋」という筋肉が緊張している状態が続き、血行が悪くなり、肩こりや腰痛を引き起こします。

また、骨格筋のこりは緊張型の頭痛の原因にもなります。

ちょっと考えてみてください。疲れて体がだるいときは肩こりや頭痛もセットで起きていませんか？

そして、市販の薬を飲んだり、マッサージをしたりして、それらの痛みを一時的に解消したとしても、またすぐに同じようなつらい状態をくり返しているはずです。

それは、「疲れ」の原因が根本から解消されていないためです。

また、交感神経が影響する筋肉は体中にあります。ですから不調はこれだけにとどまりません。

「内臓の筋肉」も年とともに疲労する

体の外側の筋肉だけではなくて、もちろん内臓や血管の壁にも筋肉はあります。それは「平滑筋《へいかつきん》」と呼ばれています。

平滑筋は自分の意志で動かせる骨格筋とは異なり、自律神経が支配する筋肉なので、より交感神経の影響を受けやすい存在です。

平滑筋は体内のあらゆるところにあります。

ですので、**消化管にある平滑筋がうまく働かなければ、便秘や消化不良などの消化器系の不調が現れることになりますし、血管にある平滑筋が収縮すれば、血流が悪くなり高血圧の引き金になります。**

筋肉はもちろん心臓にもあります。
怖い話ですが、交感神経の緊張が心臓、心筋にも影響を及ぼし続けると、心不全や不整脈の原因にもなりかねません。

こうやって見ていきますと、疲れた体が抱えやすい不調は、とても広範囲ですし、さまざまな症状が重なって引き起こされることがわかります。

疲れの原因を根本から解消する「疲れのおそうじ」が、いかに大切なのか、おわかりいただけるでしょうか。

あなたの体をだるくさせている元凶は何か？

では、しつこい疲れを引き起こす原因とは、何でしょうか？

そのひとつと考えられるのが、「コルチゾール」です。

疲れてだるくなっている人は、コルチゾールというホルモンの分泌が乱れていることがよくあります。

コルチゾールは、副腎《ふくじん》の副腎皮質という器官から分泌されます。

副腎とは左右の腎臓《じんぞう》の上にある小さな三角形の臓器で、副腎皮質はその外側にあり、さまざまなステロイドホルモンを分泌しています。

そのうちのひとつであるコルチゾールの働きは、

・ストレスに対処する
・免疫機能をサポートする
・代謝機能をサポートする
・神経系など体のさまざまな機能をサポートする

など、多岐にわたります。

しかし、このコルチゾールは外的要因を受けやすく、ストレスを受けたり不規則な生活習慣が続いたりすることで、過剰に分泌されるようになります。
さらに過剰分泌の状態がしばらく続いた後には、最終的には分泌されなくなってしまうのです。

コルチゾールの分泌が乱れ、うまく機能しなくなると、体のいろいろな働きに影響が出ます。

まず、代謝が悪くなる、交感神経が優位になるといった現象が起き、結果として、疲れやだるさが起きます。

それだけではなく、免疫力が下がる、血圧や血糖のコントロールがうまくできないなど、さまざまな体の不調が現れてくるのです。

具体的には、コルチゾールは抗炎症作用や免疫作用に関係しているため、うまく働かなくなるとアレルギーを起こしやすくなります。

身近なところでいえば、**疲れていると花粉症やアトピー性皮膚炎の症状がひどくなったりする人も多いのではないでしょうか。それは、コルチゾールによる炎症を抑える働きが弱まるからです。**

さらに、胃炎や鼻炎といった持病が悪化したり、けがや病気の治りにくさにつながったりすることもあります。

また、コルチゾールは血糖値や血圧のコントロールもサポートしているため、高血圧症や糖尿病などの疾患にもつながりかねません。いわゆる生活習慣病です。

つまりコルチゾール分泌の乱れによる不調は、疲れに始まり、体のあらゆる機能に及ぶ可能性があるのです。

うつや認知症を撃退したければ、疲れのおそうじを

今注目されているのは、**コルチゾールの分泌の乱れが、うつ病などの精神的な不調にも関係しているという点です。**

抑うつ状態の方のコルチゾール値が乱れることは知られています。

コルチゾールが過剰に分泌され続け、しまいには分泌されなくなる。

このコルチゾール値の異常な分泌の状態が、精神にも大きな影響を与えているようです。

体の疲れやだるさを感じているのに「気分はすっきり！」ということはあまりないですよね。

疲れと憂うつな気分は同時に起こりやすいものです。

もし、疲れと憂うつな気分がセットで長く続くようであれば、「もしかして、これってうつかも？」と、疑ってみたほうがよいかもしれません。


疲れやだるさの原因を解消せず、長期間放置しておくのはとても危険なことです。

なぜなら、**コルチゾールの増加が認知機能の低下につながるという研究報告があるからです。**


アメリカのワシントン大学は、2015年にそれまでの世界での研究成果をまとめ、長期間のコルチゾールの増加が、海馬《かいば》における神経のつながりを減少させ、海馬の萎縮を招くことを報告しています。

海馬は記憶や学習能力をつかさどる脳の部位で、その萎縮はアルツハイマー型認知症でよく見られる変化です。

つまり、「疲れのおそうじ」に取り組むことで、将来の認知症につながる可能性を低くし、うつの予防効果も期待できるということです。

また、前述した生活習慣病や、筋肉系の不調が解消されなければ、年齢を重ねたときに「フレイル」にもなりかねません。

フレイルというのは、まだ介護段階ではないものの、身体的機能や認知機能が衰えて虚弱になった状態です。「クオリティ・オブ・ライフ（ＱＯＬ）」と呼ばれる「生活の質」の低下をもたらします。

疲れは老化現象の始まり、といってもいいでしょう。

「ミトコンドリア」が疲れない体のカギ

コルチゾール分泌や血糖値コントロールなど、さまざまな体の働きや、ほとんどすべての細胞の機能の根本にあるのは、体の細胞内にある「ミトコンドリア」という器官です。

ミトコンドリアの数を増やし、ミトコンドリアが活発に動ける状態になれば、疲れをはじめとしたさまざまな不調の解消にもつながるといえます。

まずは少しくわしく、疲れと体のメカニズムや、疲れがミトコンドリアとどう関係しているかについて、知ってみませんか？

そのうえで、ぜひ「疲れのおそうじスープ」をお試しください。

疲れがとれる理由を納得してから実践するほうが、より成果が出やすいからです。

このスープは、ミトコンドリアを活性化させるための食材を使って私が考案したものです。

スープのもとを冷凍保存しておけば、飲みたいときに適量のお湯を注ぐだけ。食欲がないときや、小腹がすいたときなどにも手軽に楽しむことができます。疲れているときに料理をしなくていいのも、おすすめする理由のひとつです。

疲れがたまっている人に、プレゼントしても喜ばれるでしょう。

何より、一口ごとにミトコンドリアが活性化していくイメージを持っていただければ、毎日ワクワクできるはずです。

第2章

細胞のエネルギー工場「ミトコンドリア」

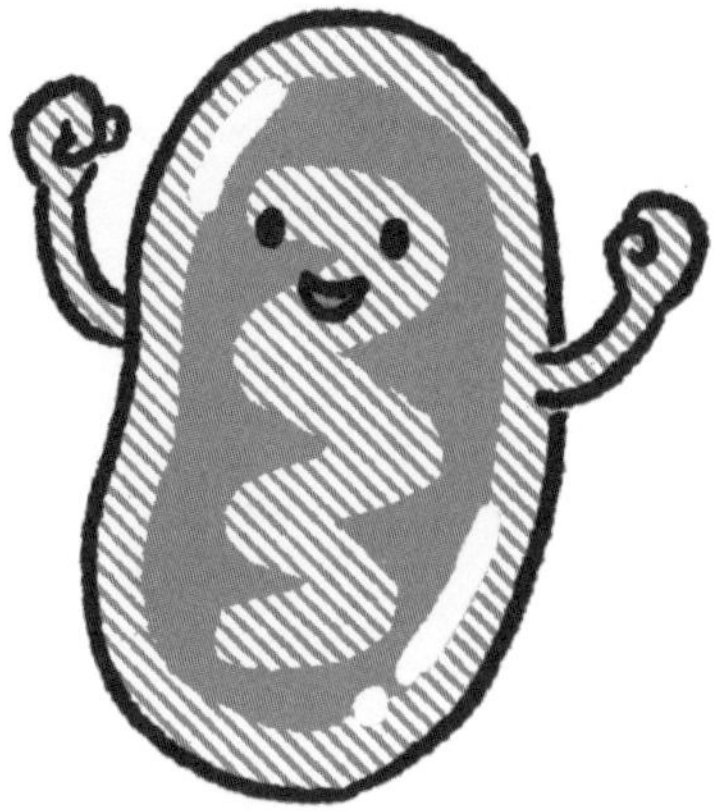

年齢による疲れには「明確な」原因がある

年齢とともに、

「疲れやすくなった」
「気力がわかなくなった」

などと感じる方は多いと思います。

朝、目覚めたときに体も心もすっきりしていないのは毎日のことで、

「年だから仕方ない」

そんな思いを抱かれているかもしれません。

でも、**加齢によって疲れるのには、実はれっきとした原因があります。**それを知って対策すれば、体をすこやかに保つことができるのです。

対策をするのとしないのとでは、将来の生活の質、クオリティ・オブ・ライフ（QOL）が大きく違ってくるでしょう。

それでは、なぜ年齢を重ねると体が疲れやすくなるのか、順を追って原因を見ていきましょう。

私たちの体のエネルギーは、「ミトコンドリア」によってつくられています。

「え？　ミトコンドリアって何だっけ？」

と思われましたか？
久しぶりに聞く名前かもしれませんね。

では、簡単に説明していきましょう。

ミトコンドリアは、私たちの体内の赤血球を除くほぼすべての細胞の中に存在する細胞内小器官であり、人間とは別の遺伝子を持つ「元々は別の生命体」です。
細胞ひとつに対し、数百から数千個あるといわれていて、ここ10年ほどでいろいろな研究が進み、日本が世界をリードしている分野でもあります。

ミトコンドリアはさまざまな役割を持っています。
なかでも一番重要なのは「ＡＴＰ」という、いわば「エネルギーのもと」となるものをつくり出す働きがあることです。

ＡＴＰは「アデノシン三リン酸」という化合物で、私たちが体を動かし、生命活動を維持するために欠かせないエネルギー源です。

たとえていうならば、ミトコンドリアは、体内にある「エネルギー工場」のようなものなのです。

ミトコンドリア内では、「クエン酸回路」や「電子伝達系」という代謝システムを経てＡＴＰがつくられています。

複雑なので、体内でエネルギーを生み出すシステムのイメージを、わかりやすく簡略化した図を次のページに載せました。

ミトコンドリアはエネルギーの発電所

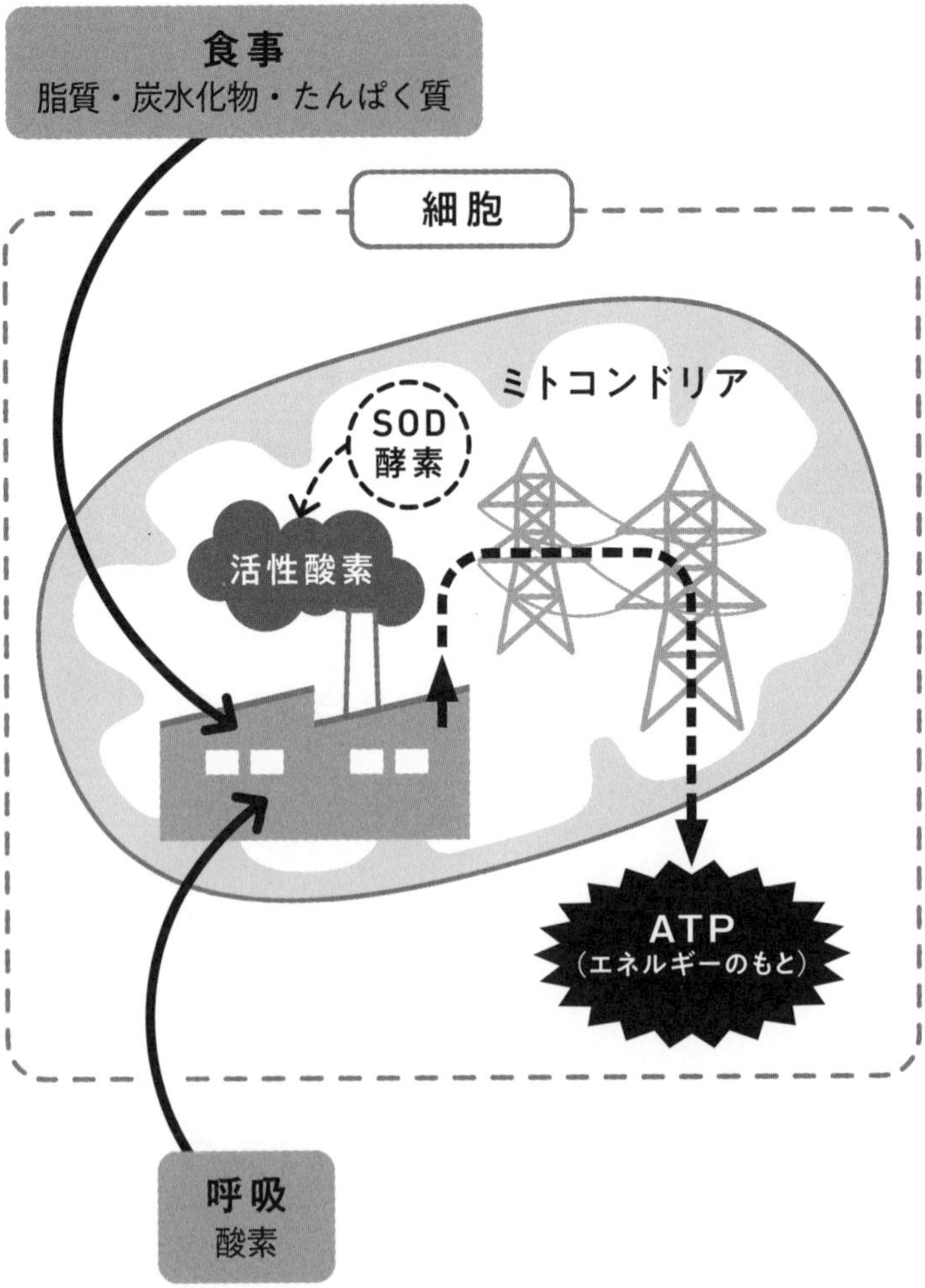

実際には、さまざまな代謝システムや成分が関わる。

ミトコンドリアは、食事からとる脂質と炭水化物、たんぱく質と、呼吸からとり入れる酸素などをもとにして、体を動かすエネルギーの源のＡＴＰをつくっています。

ＡＴＰが生まれるときには、「活性酸素」も発生します。

活性酸素は悪者扱いされることもありますが、よい働きかけも行います。

ただし問題は、量が増え過ぎると体に悪い影響を与えることです。これが老化の大きな原因となっていて、「体のサビ」ともいわれています。

この活性酸素の余分なものを、ミトコンドリア内の「ＳＯＤ」という酵素などが消去してくれています。

つまり、**エネルギーを生み出すとともに、そのときに発生する余計な副産物まで処理しているのが、小さなミトコンドリアのすごいシステム**というわけです。

「ミトコンドリアコントロール」こそ健康の秘訣

ミトコンドリアは、年齢とともに量や質が低下していくといわれています。

左下のグラフを見てみましょう。

これは2006年、ローマ大学の眼科医であるJanos Feherの論文によるもので、人の網膜のミトコンドリア数の年齢による推移を示しています。

このグラフを見ると、**ミトコンドリアの数は40代頃からゆるやかに減っていき、80代になると3分の2くらいまで減っていることがわかります。**元名古屋大学医学部の田内久教授の研究でも、同様の結果が得られています。

また、別の研究では、ミトコンドリアは加齢により、量だけでなく活動の質も低下するといわれています。

ミトコンドリアの量と質が低下すると、つくられるATPの量も減っていきます。そして、ATPが減ると体を動かすエネルギーの量が減ってしまいます。

それによって、ちょっと外出しただけで疲れてしまったり、前よりも長く歩けなかったりといった明らかな体力の低下が引き起こされてしまうのです。

年齢を重ねてから「体が重くなって、昔みたいに動けなくなったなあ」とため息をつくことはありませんか？

人の網膜のミトコンドリア数の推移

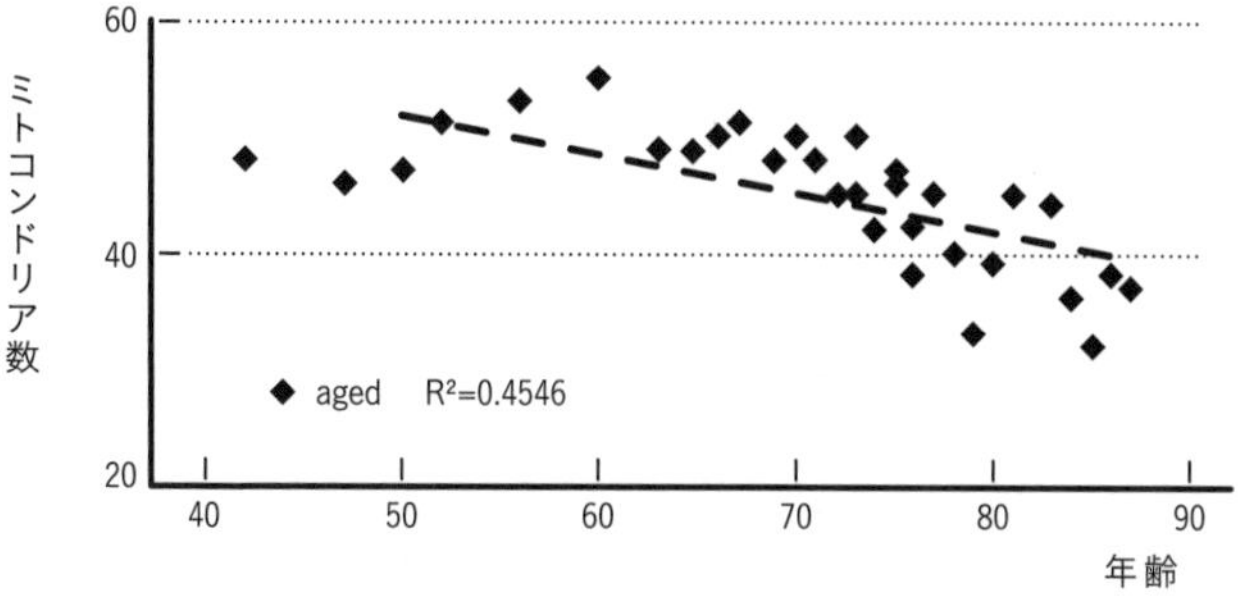

出典：J. Feher et al. / Neurobiology of Aging 27 (2006) より改変

それ、ミトコンドリアが減っている証拠かもしれません。

ミトコンドリアの量と質が減ると、もうひとつ重大な問題が起こります。

ミトコンドリアから発生する活性酸素と加齢に関する問題です。

これは地方独立行政法人 東京都健康長寿医療センター研究所など、さまざまな機関で研究されています。

ミトコンドリアが減少し、活動量が落ちると、ＳＯＤ酵素も減ります。すると、ミトコンドリアがエネルギーをつくるときに発生する活性酸素を除去する働きが低下し、活性酸素の量が過剰になります。

増えて余った活性酸素は、ミトコンドリアそのものも攻撃しますし、ミトコンドリアからあふれて直接、体も攻撃してしまうのです。

これが「酸化ストレス」で、さまざまな病気や不調の原因となります。

「体がサビつく」などといわれるのもこの現象のことです。

具体的には**シミやしわ、たるみなどの老化現象から、がんや動脈硬化など深刻な病気にまで広く影響が及びます。**

つまり、ミトコンドリアの量と質の低下が、「ＡＴＰの減少」や「活性酸素の増加」を招き、体が不調になります。

これが年齢とともに起きがちな疲れの正体だと考えられます。

逆に考えれば、ミトコンドリアが活性化し、いきいきと働き出せば、不調や老化を遠ざけられるといえるでしょう。

小さなストレスもバカにできない！

次に、ミトコンドリアがつくり出している「コルチゾール」が重要な引き金になっている疲れについて説明しましょう。

仕事や家事でいそがしく働く人がおちいりやすい慢性的な疲労があります。

それが副腎《ふくじん》疲労と呼ばれるものです。

栄養ドリンクなどを飲んでストレスを発散したつもりになって精力的に働き、気がついたら体が動かなくなってしまうような重篤な疲れ、それが副腎疲労の代表的な症状です。

燃え尽き症候群という言葉もありますが、その状態では、何をしてもやる気が回復することはありません。
こうした疲れのメカニズムを見ていきましょう。

第1章で少しご紹介しましたが、人は身体的・精神的ストレスを受けると、副腎からコルチゾールを分泌して、そのストレスと戦います。
そのため、コルチゾールはストレスホルモンとも呼ばれます。

コルチゾールの分泌をうながす実際の指令は、次のようなシステムです。

ストレスを受けると脳の「視床下部」からホルモンが分泌され、脳の「下垂体」へと指令を送ります。その指令を受けて下垂体もホルモンを分泌し、「副腎」へと送り、指令をつなぎます。
そして初めて副腎はコルチゾールを出します。

コルチゾールが十分に出ると、今度は出し過ぎないように、逆に副腎から下垂体と視床下部へ「もう十分だよ」とフィードバックを行い、コルチゾールは減少します（ネガティブフィードバック）。

コルチゾールの分泌を担う指令系統を、視床下部、下垂体、副腎の3つの器官の英名の頭文字を取って、「HPA軸」といいます（左ページ図）。

簡単にいえば、ストレスを受けたときに、ストレスを処理するためのシステムのことです。

このシステムがうまくいっているのが健康な状態です。

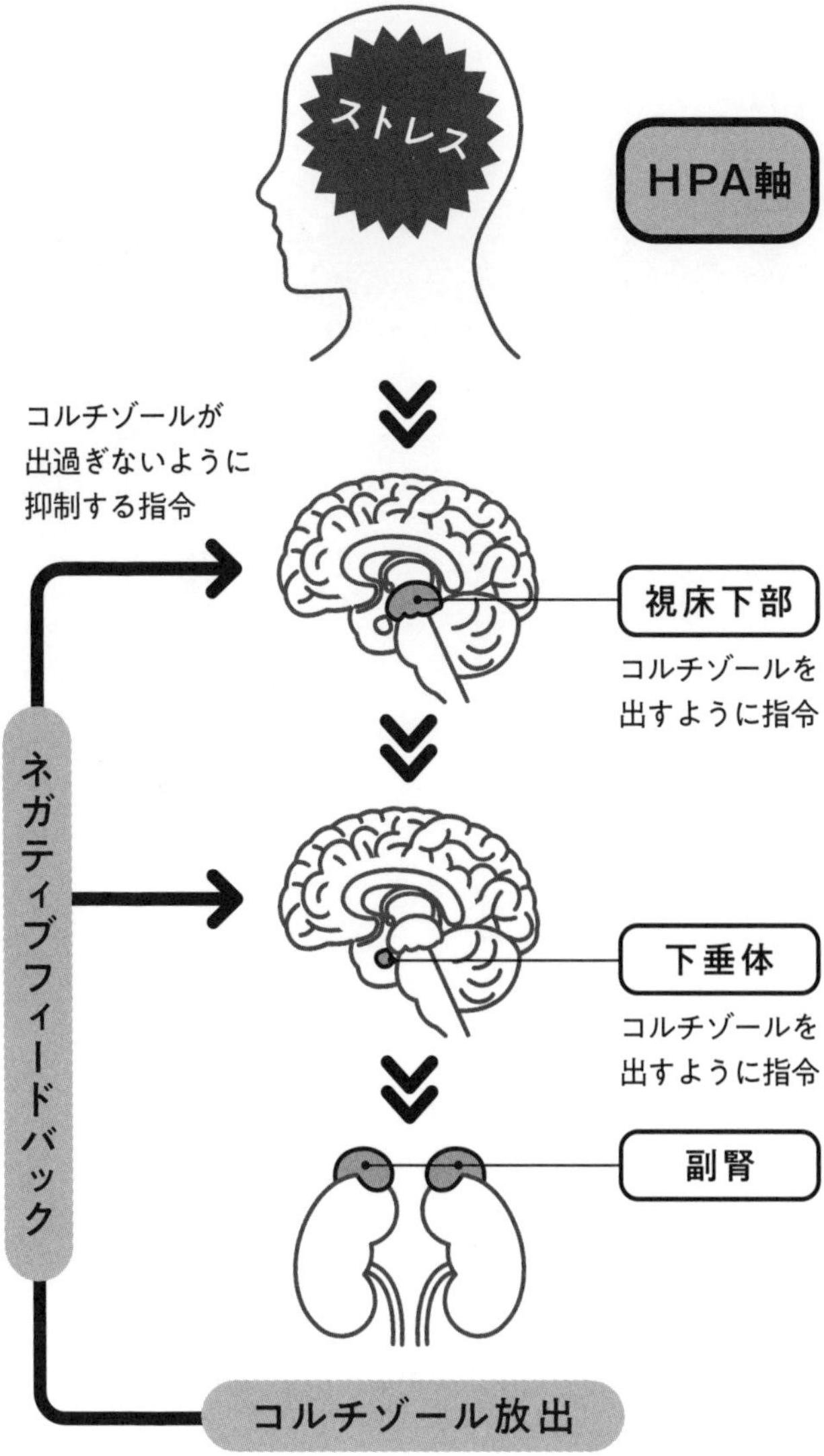
ストレス
HPA軸
コルチゾールが
出過ぎないように
抑制する指令
視床下部
コルチゾールを
出すように指令
ネガティブフィードバック
下垂体
コルチゾールを
出すように指令
副腎
コルチゾール放出

しかし、疲れきっているときはストレスが絶えずかかり続け、コルチゾールを分泌する指令が出っ放しになってしまいます。

すると、視床下部から始まる指令系統やフィードバック機能が不調になり、副腎からコルチゾールが大量に分泌され続け、最後には分泌されなくなってしまうのです。

これが、副腎疲労「アドレナル・ファティーグ」を引き起こす現象です。

この副腎疲労という概念は、アメリカのジェームズ・L・ウィルソン博士によって1998年に初めて提唱されました。今では研究も進み、慢性疲労の症状には、HPA軸を対象とした治療も必要であるという考え方も広まっています。

では、副腎疲労は具体的にどのような症状をもたらすのでしょうか？

コルチゾールの働きから考えていきましょう。

コルチゾールの暴走で体はヘトヘトに

コルチゾールは、体の細胞を目覚めさせ、体をストレスから守る働きをします。

具体的には**糖やたんぱく質の代謝を促進する、炎症・免疫の暴走を抑える、血糖・血圧を上げるなど、さまざまな作用があります。**

副腎疲労の第一段階として、コルチゾールの分泌が過剰になるのですが、なぜそれが疲れにつながるのでしょうか？

コルチゾールはストレスと戦うホルモンで、アドレナリンの産生を高めますから、たくさん分泌されると元気になるような気がしますね。

確かに、一時的には活力がみなぎり、ハイのような状態になることはあります。

しかし、コルチゾールが出続けると、常に交感神経が緊張していて体がアクセルを踏み続けているような状態になります。

さらにそれが続くと、体は疲れ果ててしまいます。

そして先に書いたようにＨＰＡ軸（視床下部－下垂体－副腎）が過剰に働き過ぎ、指令が機能しなくなり、コルチゾールが出なくなってしまいます。

すると、次の段階として、今度はやる気や元気が出なくなり、恐ろしいことにやがて体は動かなくなっていきます。

これが副腎疲労の最終的な症状です。

ではコルチゾールの分泌が過剰になってしまう原因は何でしょう。

ひとつには精神的、肉体的なストレスが続くことです。

特に、**人間関係や仕事上の問題、家庭環境の変化、経済的な問題などの日常のさまざまなストレスが最大の要因となり、さらに不規則な食生活や不摂生な生活スタイルも影響します。**

それに加えて、もうひとつ見逃されがちなことがあります。

それは、体内に炎症があると、コルチゾールの分泌過剰が引き起こされてしまうということです。

花粉症や歯肉炎も疲労を加速

コルチゾールに、抗炎症作用があるということはすでに述べましたね。体内にある炎症にコルチゾールが働きかけて、その症状を抑えてくれます。

例えば、鼻炎、胃炎、歯肉炎、腸内の炎症、上咽頭《じょういんとう》炎など、場所や種類は問いません。皮膚のアレルギーや花粉症なども炎症に含まれます。

体のどこかに慢性的な炎症があると、コルチゾールはそちらに消費され続けます。そのためストレスに慢性炎症が重なると、コルチゾールの分泌量は大きく増加します。それが副腎疲労を加速させるのです。

一般的に、**ストレスがあるときは生活習慣も乱れ、免疫も下がりがちで、体内には炎症があることが多い傾向があります。**

腸内環境などが乱れている人も多いでしょう。

長く続く疲れを感じているときには、ぜひ、体内の炎症をケアすることも心掛けてください。

そして、このコルチゾールもやはり、ミトコンドリアによってつくられています。

ミトコンドリアとコルチゾールの関係は、簡単に表すと66ページのような図になります。

副腎内のミトコンドリアは、エネルギーの源であるＡＴＰをつくります。

そして、そのＡＴＰは栄養素がコレステロールに変換される際に使われます。

さらにミトコンドリアは、できたコレステロールをコルチゾールに変換します。

副腎疲労に深く関わるコルチゾールも、もとをたどると、ミトコンドリアが生み出したもの。

コルチゾールを過不足なく分泌させるためにも、ミトコンドリアを活発にする「疲れのおそうじ」が欠かせないということです。

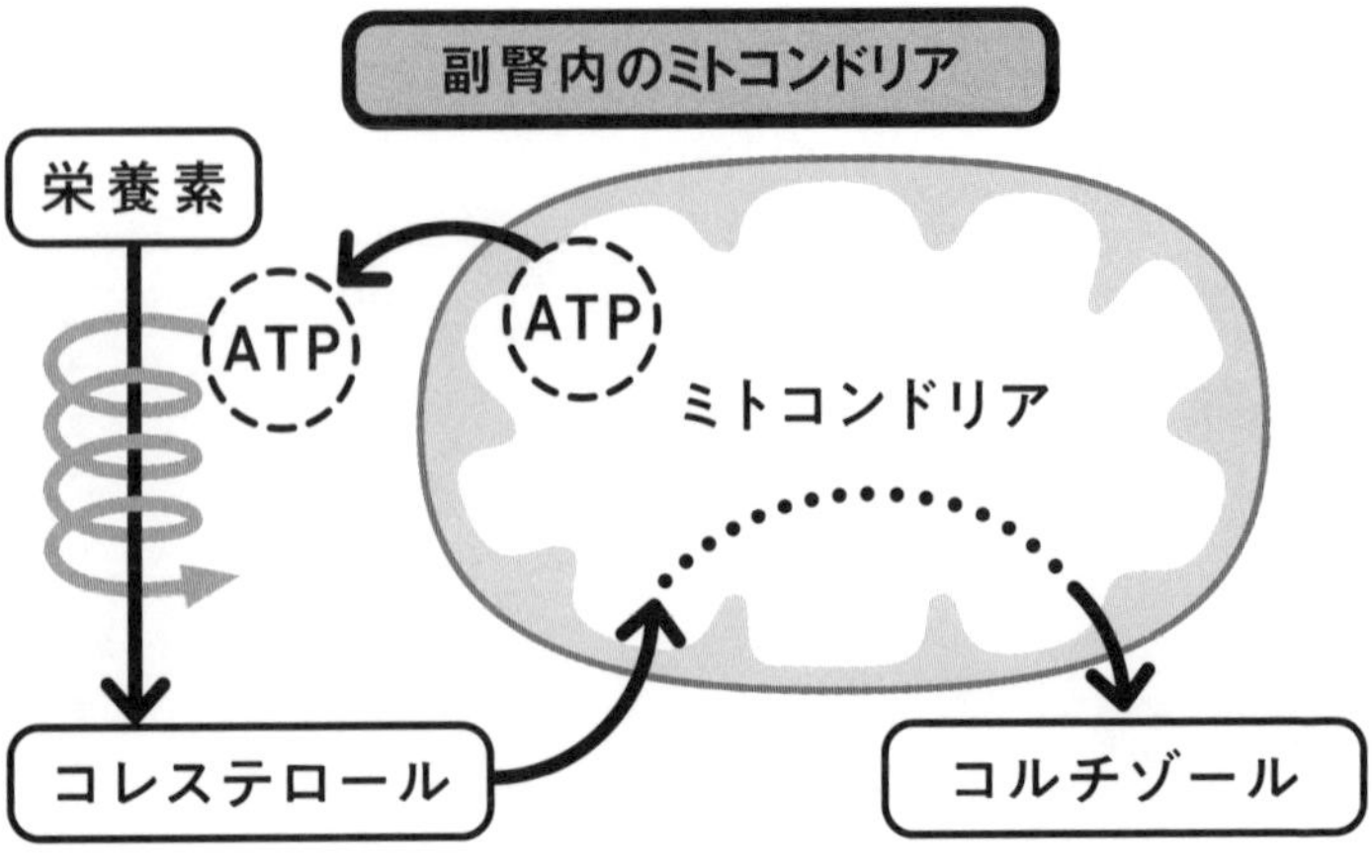

「低い」コレステロール値にも要注意

また、右ページの図でもうひとつ注目したいのは、コルチゾールの産生システムに、コレステロールが深く関わっていることです。

ミトコンドリアだけでなく、材料となるコレステロールがなければ、コルチゾールはつくられません。**高コレステロールの危険性はよく知られていますが、低コレステロールもコルチゾールを不足させ、活力低下の原因となるのです。**

さらに２００８年には、アメリカのライトパターソン空軍病院が、血清コレステロール値が低いとうつ病の発症・重症化リスクが高まるという報告をしています。

脳内コレステロールの低下は精神を安定させるセロトニンの機能低下や、神経機能の低下を引き起こすと想定されているようです。
疲れや抑うつの陰に低コレステロールありなのです。

意外にも低コレステロールは、中高年の男性や高齢者に多いので、注意しましょう。

朝から疲れているのは血糖値の危険サイン!?

「朝、目覚めたときからだるく、起き上がるのがつらい」
「寝たはずなのに、朝が一番疲れている」
「目覚めてもなかなかベッドから出られない」

このような症状を感じたことはありませんか？

多くの人にとって、これらの感覚が慢性疲労を自覚するきっかけではないでしょうか。これらのサインを見逃してはいけません。

そもそも、こういった朝から感じる疲れの原因は何でしょう。

ひとつ大きな要因として、夜間の「低血糖」が挙げられます。

夜、寝ている間に、血糖値を上げようと交感神経が働き過ぎて体や脳が休まらず、疲弊してしまうことが、翌朝の疲れをもたらすのです。

その仕組みを説明する前に、血糖値について少し解説しましょう。

血糖値とは血液中のブドウ糖の濃度のことで、1日を通して常に変動しています。食前や睡眠中などは低めで、食後は上昇します。

高血糖は糖尿病などの原因になることがよく知られていますが、低血糖も体のエネルギーが足りなくなる悪い状態です。急激な低血糖は命に関わることもあります。

また、血糖値の上下動は、ゆるやかなほうがよいとされています。**急激な上昇や下降をくり返すと、血管にダメージを与えて、動脈硬化や心筋梗塞などをもたらす可能性があるからです。**

これが血糖値スパイクと呼ばれるものです。

では寝ている間の低血糖は、どのようなときに起きるのでしょうか。

よくある原因のひとつには、寝る前の食事があります。

夜遅い時間にお酒やジュースを飲んだり、ラーメンや甘いものを食べたりすると、寝る直前に血糖値が急上昇します。

血糖値は急に上がると、反動でガクッと急激に下がります。

つまり、**ちょうど寝ている間に血糖値がぐっと低くなるのです。**

さらには糖新生という、血糖値を安定させる糖をつくり出す機能が落ちていることも一因となりますし、単純に栄養が足りていなくて、低血糖になっている場合もあります。栄養不足の低血糖は、高齢の方などによく見られます。

これらの原因により、夜間に低血糖になると何が起こるのでしょうか。

低血糖は体がエネルギー不足になってしまう危険な状態です。

その状態を回避しようとして、体は血糖値を上昇させるように懸命に働きます。するとコルチゾールやアドレナリンが分泌され、交感神経が緊張します。

交感神経が緊張すると、寝ていてもさまざまな部分の筋肉がこわばります。

それが歯の食いしばりや歯ぎしりにつながり、睡眠が浅くなります。

寝ているはずなのに、体はがんばって働き続けている状態になってしまうのです。

これでは熟睡できず、朝に疲れが残るだけでなく、筋肉のこわばりによる肩こりや頭痛が起きていることも少なくありません。

これが朝の不調の大きな原因なのです。

寝ている間の低血糖がわかる7つの項目

「起きたときにあごが痛い」「目覚めると肩や背中がこっている」といった人は睡眠時の低血糖が疑われます。朝の疲れが、低血糖に起因するのか、チェックしましょう。

- **夜に炭水化物や甘いものをよく食べる**
- **起きたときに口がこわばって開けにくい**
- **肩こりや首こり、頭痛がある**
- **寝汗や歯ぎしりがある**
- **怖い夢をよく見る**
- **日中、急にひどく眠くなる**
- **朝、食欲がない**

いかがでしょうか。いくつか当てはまるものがあれば、夜間の低血糖に原因があるかもしれません。思い当たるようであれば、すぐに血糖値を整える生活をおすすめします。

何よりもまず食事の内容を見直すことと、食べ方を変えることです。

食事は野菜やたんぱく質から先に食べ始めて、最後に炭水化物を食べるなど、血糖値が急激に上がらないようにしたり、夜にたくさん食べるのを控えたりしてみてください。

もちろん、日常的な運動やストレス解消なども大切です。

また、血糖値を上げやすい炭水化物を含まない「疲れのおそうじスープ」も大いに役立つはずです。加えて182〜185ページの体操も試してみてくださいね。

第3章

「5つの成分」でミトコンドリアを元気にする

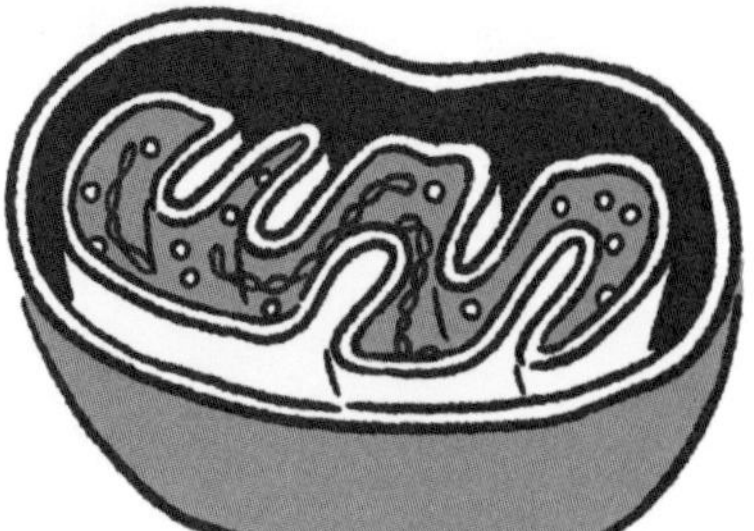

ミトコンドリアを元気にして疲れ知らずに！

体のエネルギーをつくり出すミトコンドリアは、年齢とともに量や質が低下し、それに対応して活動エネルギーの減少や不調が生まれます。

その結果として疲れが表れるようになります。

「じゃあ年をとったら、もう体の疲れはどうしようもないことなの？」

「今から対策を始めてももう遅いの？」

などと思われるかもしれませんね。

あきらめなくて大丈夫です！

ミトコンドリアの数の減少や機能低下は、年齢だけではなく、不規則な食生活やストレスなどさまざまな影響からも起こります。

年齢を重ねてもパワフルで元気な人もいれば、若くても疲れている人もいます。

生まれつきの体質もあると思いますが、食事や飲酒、喫煙、睡眠などの生活習慣が、ミトコンドリアの状態に大きく影響しているものと考えられます。

つまり、食事や生活習慣などを改善すれば、ミトコンドリアの急激な減少をくい止めたり、活性化したりすることができるということです。

ミトコンドリアの研究はここ10年ほどで飛躍的に進み、がん、認知症、糖尿病など多くの疾患がミトコンドリアの機能低下に起因していることがわかってきました。

実は日本はミトコンドリアの研究分野では最先端だといわれていますが、その具体的な内容は、まだ一般的にはほとんど知られていません。

ミトコンドリア活性化をうたったサプリメントなども見かけるようになりましたが、意識している人は、まだほんのひと握り。

しかし、ミトコンドリアは誰の体にもあるものです。そして、筋肉などと同じように意識的に活性化しなければ、年齢とともに衰える一方なのです。

とはいえ、極端な食事制限や高い治療薬などの特別なものは必要ありません。

基本は普段の食事・睡眠・運動・生活習慣の見直しです。

食事の内容を見直すとしても、スーパーで買える一般的な食材を組み合わせるだけで十分。

生活習慣の改善も、ごく普通の生活をしながら続けられることで結構です。

ただし、ミトコンドリアを効率よく活性化できる食材や行動についての、正しい知識やノウハウは必要です。

特に、ミトコンドリアを活性化する栄養素については、近年ではいろいろなことがわかってきており、「疲れのおそうじスープ」にも、しっかり取り入れています。

それらの新しい知識もお伝えしながら、ミトコンドリア活性化、略して「ミト活」の方法をご紹介していきましょう。

マグロの持久力の源もミトコンドリアにあった！

ミトコンドリアは、赤血球を除く全ての細胞に存在します。血管、脂肪、内臓などのあらゆる細胞にありますが、その数は一定ではなく、運動量の多い筋肉や神経細胞にとりわけ数が多いといわれています。

誰でも運動をしなければ、加齢とともに自然に筋肉量が減っていきます。それは同時に筋肉細胞内にあるミトコンドリアも減っていく、ということにほかなりません。これが加齢とともにミトコンドリア数が減る要因のひとつです。

逆にいうと、筋肉量を増やせば、効率よくミトコンドリアを増やすことができるのです。

もちろん、やみくもに筋トレすればいいというわけではありません。

ここにも「ミト活」のノウハウがあります。

私たちの体の筋肉には、瞬発力に使われる「白い筋肉」といわれる「速筋《そっきん》」と、持久力に関わり「赤い筋肉」といわれる「遅筋《ちきん》」があります。ミトコンドリアは、赤い筋肉である遅筋に豊富に含まれています。

遅筋はウォーキングやジョギングなどに使われ、背筋や太ももなどに多く存在します。生物でいいますと、**ゆったりと回遊し続けるマグロや、長時間飛び続ける渡り鳥などが多く持っているといわれる筋肉です。**

つまり、ミトコンドリアを増やすためには、持久力の筋肉を養う運動がおすすめなのです。

また、**運動はミトコンドリアの数を増やすだけでなく、活性化することにもつながります。**

適度な運動負荷を体にかけると、エネルギーのもとになるATPが消費されます。するとと失われたATPを補給するべく、エネルギーの生産工場であるミトコンドリアが活性化し、酸素をせっせととり入れて新たなATPをつくり出します。

つまり、有酸素運動を行うことで数と質、両方の効果が得られるということです。

これらを考えあわせると、ミトコンドリアを増やして活性化するには、遅筋を増やす筋力トレーニングと、ウォーキングや軽いジョギングなどの有酸素運動を行うのがよいでしょう。

気をつけたいのは、激しい運動をやり過ぎてしまうこと。運動でエネルギーが急にたくさんつくられると、活性酸素を大量に発生させてしまうことにもなるからです。

ミトコンドリアのエネルギー代謝活動によくありませんし、体にも活性酸素による不調が出てしまいます。


間隔を置いてくり返し適度な負荷をかける筋力トレーニングや、少し息があがるくらいの有酸素運動を日々続けることがミトコンドリア活性化には最適です。


とはいえ、運動習慣のない方はなかなか始められませんし、続かないですよね。

まずは１８２ページの簡単な体操から始めるのがおすすめです。

この運動と「疲れのおそうじスープ」をあわせて続けることで、十分に効果が望めます。

体に蓄積した「毒」を出すもっとも大事な方法

私はミトコンドリアを元気にするには、体の毒出しをして、栄養素を入れるのが基本だと思っています。

「体の中に毒があるの？」

と驚かれたかもしれません。

人は年を重ねると、体に長年とり込んだ重金属や化学製品などの毒素が蓄積されていくのです。

そして、この体内の毒素がミトコンドリアにダメージを与えます。

体に入った毒素はミトコンドリアのエネルギー代謝の回路（49ページ）を邪魔してしまいます。エネルギーの源となるＡＴＰをつくり出すのに使われる酵素の働きを止めてしまうのです。

では、どんな毒素が体にたまりやすいのか、食事から見ていきましょう。

まず、大型の魚に含まれがちな水銀、ひじきに微量ながら含まれるといわれるヒ素などが挙げられます。

また、野菜についている残留農薬、肉に含まれる化学薬品やホルモン剤も体にたまる毒素といえますし、容器のプラスチック、食品添加物などの中にも、体に影響を与える有害物質が含まれているものがあります。

そのほか水道水に含まれる鉛《なまり》、汚染された大気に含まれる金属なども要注意です。

実は近年、歯の詰め物に使われる金属のアマルガムが体に悪い影響を与えていることが問題視されています。

アマルガムから水銀が漏れ出し、歯髄《しずい》や消化管から吸収されて体に蓄積するのです。現在の歯科治療ではほとんど使われていないのですが、特に40代以上の世代にはまだ入っている方も多いようなので、注意が必要です。

意外なところでは、「カビ毒」も体にとり込んでいる毒素のうちのひとつです。

人体に無害なカビもありますが、浴槽などの湿気のあるところに発生する黒カビや食品に生える青カビは有害です。

そういった毒性のあるカビから発生するカビ毒（マイコトキシン）は、体のさまざまな不調や疾病の原因になることがあります。

住宅に繁殖しがちで身近な存在のカビですが、長年の蓄積で認知症のリスクが上がることも指摘されています。

こうしてみると、知らないうちに体に蓄積されている毒素は多岐にわたることがわかるでしょう。

このような毒素があると、せっかく栄養素を体に入れても、ミトコンドリアの働きが悪くなり、疲労感や不調を招くことになります。

原因不明の疲労感や頭痛、アレルギー症状に悩まされている方は「体に毒素がたまっているかも？」と、疑ってみたほうがいいかもしれません。

では、この代謝を邪魔している毒素を取り除き、ミトコンドリアを活性化させるには、どうすればよいのでしょうか？

具体的な対策としては、歯の詰め物にアマルガムを使用していることが疑われる方は、安全に除去してくれる歯科医院を探して処置してもらいましょう。

適切な処置を行わないと逆効果になることがあるので要注意です。


歯科治療でいえば、歯周病のチェックもしてみてください。

実は歯周病菌は、内毒素を持っているものがあり、体をめぐって脳などさまざまな場所に悪さをすることが知られています。

さらに、**歯周病が認知症の要因になるということも明らかになっています。**

将来の健康的な生活を考えて、歯の健康に気をつけることが大切です。


カビについては、浴槽や湿気のある壁などの黒カビの除去を徹底しましょう。

その際に、吸い込まないようにマスクなどの防備も忘れずに行います。


毒出しでもっとも大事なのは食事です。

なるべく重金属や化学物質を含まない食材を選び、添加物もとり過ぎないよう心がけることが大切です。

さらに、毒出し効果のある食事をできるだけ毎日とるようにしましょう。

「疲れのおそうじスープ」では、大根のイソチオシアネートやオキシダーゼ、サバに含まれるセレンやEPA、まいたけの亜鉛など、解毒作用のある食材を選んでいますので、ぜひ活用してください。

これらの毒出しで、疲れの原因となる最初のブロックを外していきましょう。

食事こそミトコンドリアを動かす燃料

ミトコンドリアを増やして活性化するには、何より食事が大切です。

ミトコンドリアがエネルギー工場ならば、食べ物は工場を動かす燃料や原料になるものです。

とはいえ、**元気になろうとして体によさそうなものをやみくもに食べても、ただ胃腸が疲れてしまうだけ**ということになりかねません。

ミトコンドリアを活性化するために、重要な役割を果たしている栄養素を意識してとることが効率のよい食事といえます。

それでは、ミト活に特におすすめの栄養素をご紹介します。

本書でご紹介している「疲れのおそうじスープ」にもしっかり含まれていますので、確認していきましょう。

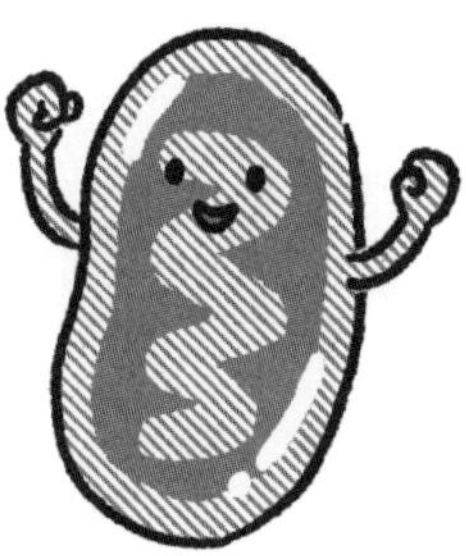

生命活動を助ける「コエンザイムQ10」

コエンザイムQ10《キューテン》は、ミトコンドリア活性に欠かせない重要な栄養素です。サプリメントなどでよく見られる成分ですが、実際に体でどんな働きをしているのか、ご存じでしょうか。

コエンザイムQ10は、体のあらゆる細胞に存在する「補酵素（コエンザイム）」で、おもに体内の酵素の働きを補助します。

酵素は体の中の栄養素の分解・吸収や新陳代謝など、生命活動に必要なさまざまな役割を担っています。コエンザイムQ10はその役割を助けているのですから、どれだけ大切な成分なのかがわかりますね。

コエンザイムQ10は体の中でつくられますが、食事からもとることができます。

「酸化型」と「還元型」の2タイプあり、体内で相互に変換されます。

酸化型コエンザイムQ10は、ミトコンドリアがエネルギーのもとのATPをつくるシステムの中で、エネルギーをつくり出す最終段階の電子の受け渡しのときに、重要な役割を果たしています。

当然、コエンザイムQ10が不足すれば、ATPの産生システムがうまくいかず、体はエネルギー不足になってしまいます。

一方、還元型コエンザイムQ10にも、重要な働きがあります。

それは、抗酸化作用です。

おさらいになりますが、ミトコンドリアがATPをつくるときには、活性酸素が発生します。そして、活性酸素が増え過ぎると、今度はミトコンドリアの中にあるＳＯＤ酵素という物質が、消去してくれます。

コエンザイムＱ10は、このＳＯＤ酵素の働きを助け、老化や疲れを引き起こす活性酸素の撃退に一役買ってくれるのです。

また、抗酸化作用があるといわれるビタミンＥの働きを助けることでも知られています。

まさに、抗酸化には欠かせない、体のエイジングケアのためにとても大切な栄養素だということがわかるでしょう。

しかし、残念なことにコエンザイムＱ10も加齢で減っていくのです。

ピークは20歳くらいでその後は年齢とともに徐々に減っていくといわれています。

だからこそ、年齢による体力低下が気になり始めたときには、食事やサプリメントなどで、体の外側からコエンザイムＱ10を補ってあげることが必要です。

また、ストレスや喫煙、低コレステロールなども、コエンザイムＱ10が減少する要因となります。

体内のコエンザイムＱ10を大幅に減らさないように、生活習慣にも気をつけるようにしたいものです。

疲れのおそうじスープは、もちろんこのコエンザイムＱ10をしっかり含んでいますので、ぜひスープとともに毎日の「疲れのおそうじ」を心掛けてください。

「マグネシウム」はマルチプレイヤー

マグネシウムは、体内のあらゆる細胞や骨に存在するミネラルです。

300以上もの酵素の働きに関係するといわれ、さまざまな細胞の代謝に欠かせません。

マグネシウムは、ミトコンドリアがATPをつくり出すときに消費される酵素の働きをサポートしたり、そのときに発生する余分な活性酸素を除去するのを助けたりしています。

また、出来上がったATPを安定させる重要な作用もあります。

コエンザイムQ10と同じく、マグネシウムが不足してしまうとATPがつくられず、体はエネルギー不足になってしまうのです。

そのほかにもマグネシウムは、体にとって重要な役割をたくさん持っています。

そのひとつが、副腎から出るコルチゾールのコントロールです。

マグネシウムは、副腎からコルチゾールが過剰に分泌された場合に、脳から出るホルモンに働きかけて、その分泌を抑制してくれる働きがあります。

つまり、**副腎疲労からくる「疲れ」対策にとても有効な栄養素なのです。**

また、血圧や血糖のコントロールからホルモン調整まで、その働きは非常に幅広いものです。**交感神経の緊張を緩める、睡眠の質を上げる、片頭痛を緩和する、などの働きがあるともいわれています。**

何より高齢の方に注意していただきたいのは、マグネシウム欠乏が、骨粗しょう症とも関連していることです。

マグネシウムは、カルシウムと関連して働くことが多いといわれていますので、骨の形成のためには、カルシウムだけではなくマグネシウムも必要だということです。

そして、残念なことにマグネシウムの腸からの吸収率も、年齢とともに下がっていきます。

疲れのおそうじスープを活用して、マグネシウムを効率よくとるようにしましょう。

エネルギーづくりに必須の「ビタミンB群」

ビタミンB群は、ミトコンドリア内のATPをつくるシステムで働いている重要な成分です。

ビタミンB群がなければ、エネルギーは生み出されず、疲れやだるさが起きてしまいます。

ビタミンB群は水に溶けるビタミンで、B1、B2、B6、B12、ナイアシン、パントテン酸、葉酸、ビオチンの8種類があります。

特にミトコンドリアの中で重要な働きをするビタミンB群について、ざっくり説明しましょう。

ビタミンB1は糖質を代謝し、エネルギーに変える働きに関わっています。

ビタミンB2は脂質を代謝します。

ビタミンB6はたんぱく質や酵素を代謝します。

こうして、それぞれエネルギーに変える働きをサポートしています。

またビタミンB12と葉酸は、赤血球をつくり出したり、解毒をしたりするなど、さまざまな役割を持っています。


このように、ミトコンドリアがエネルギーを生み出すシステムの中では、ビタミンB群は複数の場所で働き、しかも相互に助け合っています。

クエン酸回路（49ページ）に必要な、たんぱく質、脂質、糖質などの代謝にそれぞれが関わっているのです。

ですので、ミトコンドリア活性化のためには、ビタミンB群をできるだけまんべんなくとる必要があります。

「ビタミンB群がこんなにたくさんの体の機能に関係しているとは知らなかった」

という方も多いのではないでしょうか。

紫外線対策によく使われるビタミンCや、エイジングケアで人気のビタミンEなどにくらべてあまり意識することがないのではないでしょうか。

「口内炎ができちゃったから、ビタミンB群のサプリを飲んだほうがいいのかな？」

と考えるくらいの存在だと思います。

ところがミトコンドリア活性に貢献し、疲れ解消に重要な栄養素だったのです。

ただし、ビタミンB群は食生活の偏りによって体内で消費しやすいので、注意が必要です。

それは、**お菓子やパスタ、パン、アルコールやジュースなどの糖質を含む食事をたくさんとると、消化に大量のビタミンB群が消費されてしまう**からです。

つまり、せっかくビタミンB群をとっても、ジャンクフードなどを食べていると、それらを消化するときに無駄遣いされてしまうということです。

その対策として、なるべく精製小麦や砂糖などが入った食べ物をとるのを避け、主食にはビタミンB群が含まれる玄米などをとるようにしましょう。

「疲れのおそうじスープ」の材料であるサバやまいたけにもビタミンB群が含まれていますので、ぜひ取り入れてみてください。

「亜鉛」と「ＰＱＱ」は抗酸化の強い味方

最後に亜鉛とＰＱＱという抗酸化成分を挙げておきましょう。

亜鉛は、余分な活性酸素を除去するＳＯＤ酵素の構成物質。ＡＴＰをエネルギー化するときに重要な役割を果たすほか、新陳代謝をうながす働きも行います。

ＰＱＱは、ピロロキノリンキノンという変わった名前の比較的新しく発見された成分で、抗酸化物質として活性酸素を除去します。

細胞内でミトコンドリアの数を増やす働きを助けたり、エネルギー産生の代謝をうながしたりといった活躍もします。

この2つの成分が足りないと、活性酸素が増えて、ミトコンドリアの働きが悪くなります。

第5章のレシピなどを参考に積極的に取り入れるようにしてくださいね。

第4章

必要な栄養素を1杯に凝縮した「疲れのおそうじスープ」

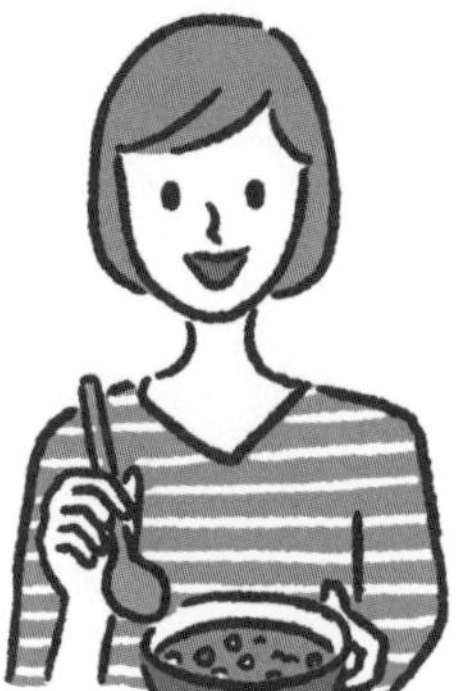

2週間のスープ生活で体が変わる！

前章では、ミトコンドリアを活性化させて体を元気にするための栄養素をいろいろ見てきましたが、「そんなにたくさんとれないよ」と感じられたかもしれませんね。

ご安心ください。

「そんなにたくさん」の食材を食べなくても大丈夫です。

私が皆さんにおすすめするこの**「疲れのおそうじスープ」ならば、わずかな食材でミトコンドリアの活性化に必要な栄養素をたっぷりとることができるのです。**

年齢を重ねるにつれて、次第に消化する力が弱まり、食欲も落ちていきます。量はたくさん食べられないので、効率よく必要な栄養素をしっかりとることが大切です。

ですから、疲れのおそうじスープのように、ミトコンドリアの活性化、略して「ミトコン活」に必要な栄養素をピンポイントでしっかり含み、消化によく、体力も養えて、手軽に食べられる食事が理想的なのです。

ただし、どれだけ体によくても食材が高額だったり、手に入りにくかったりすれば、長くは続けられませんよね。

その点、このスープは、スーパーでそろえられる食材だけで作れ、お財布にもやさしく1杯あたり50円くらいしかかかりません。

また、誰にでも簡単に作れるところもポイントです。食材をそろえたら、切って、混ぜて、冷凍保存。完成までたったの10分程度です。

それを飲みたいときに適量取り出して、お湯を注ぐだけ。

この手軽さも、毎日続けるための秘訣です。

さらに、スープは加熱することで食材がやわらかくなるため、消化がよく、栄養の吸収率もアップします。スープに溶け出した栄養素もあますところなくとることができますし、食欲がないときでも飲みやすいので、栄養補給にはぴったりなのです。

もうひとつ、毎日続けるためにこだわったのはおいしさ。

どんなに手軽で栄養素がいっぱいでも、おいしくなければ続きませんよね。この疲れのおそうじスープは、**患者さんにも、「おいしくて毎日飲みたくなった」とおっしゃっていただいたほど、味には自信があります。**

飲むことを楽しみながら、健康になれるのが疲れのおそうじスープの魅力です。

疲れのおそうじスープは、朝昼晩、いつ飲んでも、何杯飲んでもかまいません。

薬ではないので、自分好みに味を足すなどしながら気軽に続けてください。

また、目的によって飲むタイミングを変えるのも効果的です。

午前中に元気がなくだるさを感じやすい人は、その日のエネルギーを補うために朝飲んでください。食欲がなく、朝食を抜いてしまいがちな人も朝に1杯飲むだけで体調に変化が現れるでしょう。

体の疲れの回復や若返りを狙うなら、夕食や夜食に取り入れましょう。

人間の体は寝ている間にリニューアルされます。スープ1杯程度であれば夜食に取り入れても胃腸への負担は軽いので問題ありません。

昼間、眠くてたまらない、夏でも手足の冷えを感じる、ちょっとしたことでイライラしてしまうといった症状がある人は、おやつとして食間に飲むのをおすすめします。

このような症状がある人はエネルギー不足で、血糖値が低くなっている可能性が高いのです。

冷えが気になる方は、スープジャーなどに入れて携帯しておき、強い冷えや眠気を感じたら、サッと一口飲むようにすればだんだん症状が緩和されてくるはずです。

1杯で栄養がしっかりとれますので、食欲がないときの軽食にもおすすめです。

効果の表れ方には個人差がありますが、少なくとも2週間は続けてみてください。体のすっきり感や胃腸の軽さ、心の軽さなど、何かしらの実感があるはずです。また、お通じがよくなる、頭痛や肩こりが軽減されるなどの、うれしい反応もあるかもしれません。

さらに**長期間続けていくことで、あなたのミトコンドリアが動き出し、しつこい「体の疲れ、重さ」を解消してくれるはずです。**

冷凍庫の常備材として、ぜひ生活に取り入れてみてください。

さらに、ほかにも気になるお悩みがある人や、特に集中して解消したい症状がある人のために、疲れのおそうじスープを使ったアレンジレシピも１３８ページからご用意しました。

よりおいしく、楽しくスープを生活に取り入れられるうえに、筋力アップ、血圧改善、美容効果も期待できる腸内環境改善など、年齢とともに気になり始める不調を改善するレシピになっています。

飽きないように楽しく続けるのもミト活の秘訣なので、面倒にならない程度にいろいろアレンジを楽しんでいただければと思います。

それでは、疲れのおそうじスープに含まれる「ミト活」栄養素を、よりくわしくご紹介していきましょう。

コエンザイムQ10はサバと大豆で補う

疲れのおそうじスープには、ミトコンドリアを活性化する大切な栄養素、コエンザイムQ10《キューテン》がしっかり含まれています。

コエンザイムQ10が、食材の何に含まれているかは、一般的によく知られていないでしょう。実際、コエンザイムQ10をとろう！　と思って食事をしたことは、あまりないですよね？

しかし、含まれている食材は意外にも一般的なもので、**イワシやサバなどの青魚系が代表的な例です**。

ほかには、鶏肉や豚肉などのたんぱく質系、大豆やくるみ、ピーナッツなどのナッツ類やきなこ、ごまなどにも含まれています。

野菜ではブロッコリー、ほうれん草、アボカドなどが挙げられます。

疲れのおそうじスープでは、サバがコエンザイムQ10を含む食材ですし、大豆とみそにもコエンザイムQ10が含まれています。

特にサバは、スープ全体のだしと、メインの具の両方の役割を果たす重要な食材です。

たんぱく質もカルシウムも含んでいますし、DHAとEPAというオメガ3脂肪酸も含んでおり、これらは体内の炎症と副腎《ふくじん》疲労を抑える働きがあります。

そんな栄養価の高いサバを手軽に取り入れるために、このスープではサバ缶を活用することにしました。

コエンザイムQ10は、油に溶けやすい性質を持っているので、例えばオメガ3脂肪酸のアマニ油などを、スープを飲む前にちょこっと足してもよいでしょう。

また、脂っこい食事の後に飲んだりしてもよいですね。

サバが入っているので「生臭いのでは？」と思う方もいるかもしれませんが、おろし大根も入っているので、おどろくほど生臭さはありません。

なぜサプリメントより食事がおすすめなのか

スープに含まれる大切な栄養素として次に挙げるのは、マグネシウムとたんぱく質です。

マグネシウムはミトコンドリアの中で酵素の働きに関わり、エネルギーのもとのATPをつくり出すシステムをサポートしています。

サプリメントなどで多く摂取し過ぎてしまうと、お腹がゆるくなることがありますが、食材からとる場合は、過剰摂取による副作用はほぼ気にしなくてかまいません。

むしろ、年齢とともに腸からのマグネシウムの吸収量が下がるので、どちらかというと、欠乏に気をつけたほうがよいくらいです。

マグネシウムはミネラルなので、昆布やあおさ、わかめ、のり、ひじきなどの海藻類に多く含まれています。

そのほか、干しエビ、しらすなどの魚介系、大豆、枝豆、アーモンドなどのナッツ類、きなこ、ココア、豆腐、納豆などの豆加工品にも含まれています。

玄米やアボカド、バナナなどもマグネシウムを含む食材です。

この大切な栄養素である**マグネシウムは、疲れのおそうじスープのメインともいえる食材の大豆とサバに入っています。**また、しょうゆやみそも大豆が原料なので、少量ですがこれらにも含まれています。

特に大豆は、コエンザイムQ10とたんぱく質の両方を含む、ミト活には万能的な食材です。

ミトコンドリア活性には基礎体力や筋力をつけることが大切なので、そのサポートになるたんぱく質は、しっかりとっておきたい栄養素です。

それには、食べやすく高たんぱくの大豆が大きなサポートになってくれるはずです。

最近では大豆ミートなども人気があるように、肉の代わりになるほど栄養価が高いので、これを機に積極的にとるように心掛けてください。

スープではつぶしていますが、**つぶす大きさは食感のお好みに合わせていただいて結構です。効果は変わりません。**

また、大豆の一部をピーナッツやくるみ、アーモンドなどに替えてもかまいません。くだいて混ぜれば、カリカリとした食感も楽しめますので、お好みでアレンジしてみてください。

大根ときのこは最強の組み合わせ

ミトコンドリア活性には、解毒が必要なことは、前の章でご説明しましたね。

解毒をしてくれる食材でもっともおすすめなのは、アブラナ科の野菜です。

アブラナ科というとわかりにくいですが、ブロッコリー、キャベツ、小松菜、白菜、カリフラワー、ルッコラなど、実はスーパーで売られている野菜の多くはアブラナ科です。

疲れのおそうじスープでは、それらの中でも身近な野菜の大根を使うことにしました。

大根の辛み成分には、イソチオシアネートという成分が含まれています。**イソチオシアネートには解毒作用、抗酸化作用、代謝作用などがあるといわれていますし、活性酸素を抑えて、がんや血栓を予防する効果も期待されています。**

また、うれしいことに大根には、ジアスターゼ（アミラーゼ）、オキシダーゼという消化酵素も含まれており、胃腸の働きを助けます。

オキシダーゼに関しては、加えてもうひとつ、解毒作用や発がん性物質を抑える作用も期待されています。

こげには非常に微量ですが、発がん性物質があるといわれていますので、焼き魚におろし大根を添えるのは理にかなった組み合わせです。

疲れのおそうじスープに、おろした大根が加わることで、解毒・抗酸化が期待できるだけでなく、サバの臭みも消えてさっぱりし、飲みやすくなります。

消化促進にもつながりますので、食べ過ぎや飲み過ぎで胃もたれしているときに、サッと1杯飲めばその効果を実感できるはずです。

また、サバにも、解毒・抗酸化・免疫強化作用の成分である亜鉛とセレンが含まれています。

体内の重金属を排出してくれるほか、酸化を防止したり、免疫力を高めてくれたりするといわれています。

ほかに**抗酸化や免疫力を高める食材では、きのこがよく知られています。**

疲れのおそうじスープでは、その中でもまいたけを選びました。

きのこ類には、免疫力を高めるといわれるβ－グルカンという成分が含まれていますが、特にまいたけにはこのβ－グルカンが豊富に含まれていて、ナチュラルキラー細胞などを活性化して体を元気にしてくれるからです。

冬になると、きのこ汁などが食べたくなりますが、風邪をひかないように体が求めているのもしれませんね。

これらの解毒・抗酸化パワーで、まずミトコンドリア活性化の道筋をつくりましょう。

外出が少ない人はスープでビタミン補給

おさらいになりますが、ビタミンB群はミトコンドリアがエネルギーを生み出す際のクエン酸回路（49ページ）に必要な、脂質や糖質などの代謝に関わる大切な栄養素です。

このビタミンB群は腸内細菌によってつくり出されるので、腸内環境を整えることも大切です。

ビタミンB群は、肉や魚介などを中心に、野菜、くだもの、きのこ、豆など幅広い食材に含まれています。

ビタミンB群は8種類もあるので、含有する食材もかなり多く、豚肉、レバー、マグロ、カツオ、ウナギ、玄米、枝豆、バナナ、納豆、ほうれん草、アボカド、のり、しじみ……などさまざまな食材に含まれています。

要するに、好き嫌いなく、バランスのよい食事を心掛けていれば、自然と摂取できるのではないかと思います。

疲れのおそうじスープでは、サバとまいたけでビタミンB群が補給されます。

サバには多くのビタミン群が含まれていますが、特に多いのがビタミンB6とB12とナイアシンです。まいたけにはビタミンB2とナイアシンが豊富に含まれています。

また、サバとまいたけには、カルシウムの働きを助けるビタミンDも含まれているため、骨粗しょう症対策にも適しています。

ビタミンDには、ほかにも筋肉の維持や免疫力アップ、がん・認知症予防など多彩な作用があります。

ビタミンDは、日光に当たると増えるといわれているので、外に出る機会が減っている冬の季節などには、積極的に食事からとって補うことも大切です。

つまり、**サバとまいたけのコンビは、行動量が減って骨密度も低下している高齢の方の健康維持には、ぴったりの組み合わせといえるでしょう。**

効果を高めるヒミツは調味料にもあり

活性酸素を除去する働きをサポートするのが、亜鉛です。

この亜鉛は牡蠣《かき》に多く含まれていることはよく知られていますが、ほかに亜鉛を含む食材をご存じでしょうか？　あまり思い当たらないかもしれませんね。

実は亜鉛は、カツオ、サバ、イワシなどの魚類から、牛、豚などの肉類、豆類、ごま、わかめ、卵など、意外に幅広くさまざまな食材に含まれています。

疲れのおそうじスープでは、サバや大豆、まいたけ、みそに亜鉛が含まれています。

また、**亜鉛はビタミンＣや酢と一緒にとると、体に吸収されやすくなるといわれて**

いますので、疲れのおそうじスープではお酢を足しています。

適度な酸味がさわやかさを加えてくれるうえに、亜鉛の吸収もよくなる一石二鳥の工夫です。

亜鉛不足は、味覚障害や貧血などを起こすことがあります。

それでいて、亜鉛はアルコールを代謝するために消費されやすかったり、コーヒーや食品添加物で吸収を妨げられたりと減る要素が多いので、積極的にとっていきたい栄養素です。

ピロロキノリンキノン「ＰＱＱ」のほうは、ここ数十年の間に見つかった新しい栄養素なので、その存在自体がほとんど知られていないといっていいでしょう。

しかし、実はピーマンやパセリ、ほうれん草、納豆、豆腐、緑茶、キウイフルーツなど、一般的な食材の多くに含まれています。

通常の生活でさまざまな植物性食品をしっかり食べていれば、ある程度は摂取できると期待してもいいかもしれません。

カリフォルニア大学デービス校の栄養学名誉教授がＰＱＱについてまとめた報告によれば、ＰＱＱには認知機能の向上も期待できるということなので、これから注目を集めそうな栄養素です。**高齢者の方は、なるべく意識してとられるとよいでしょう。**

ＰＱＱは疲れのおそうじスープでは、大豆やみそに含まれています。

このように、疲れのおそうじスープには、ミトコンドリアの活性を高めて体を元気にする食材がいっぱいです。

いよいよ次の章では、疲れのおそうじスープの作り方や効果的な取り入れ方、栄養効果をさらに高める、疲れのおそうじアレンジレシピなどをご紹介していきます。

第5章

1日1杯！疲れのおそうじスープの「作り方」と「レシピ」

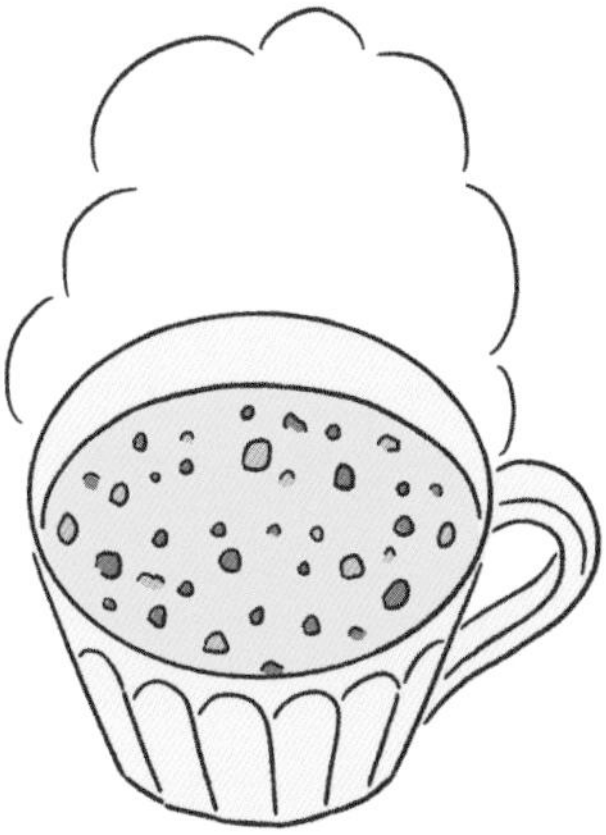

疲れのおそうじスープってどんなもの？

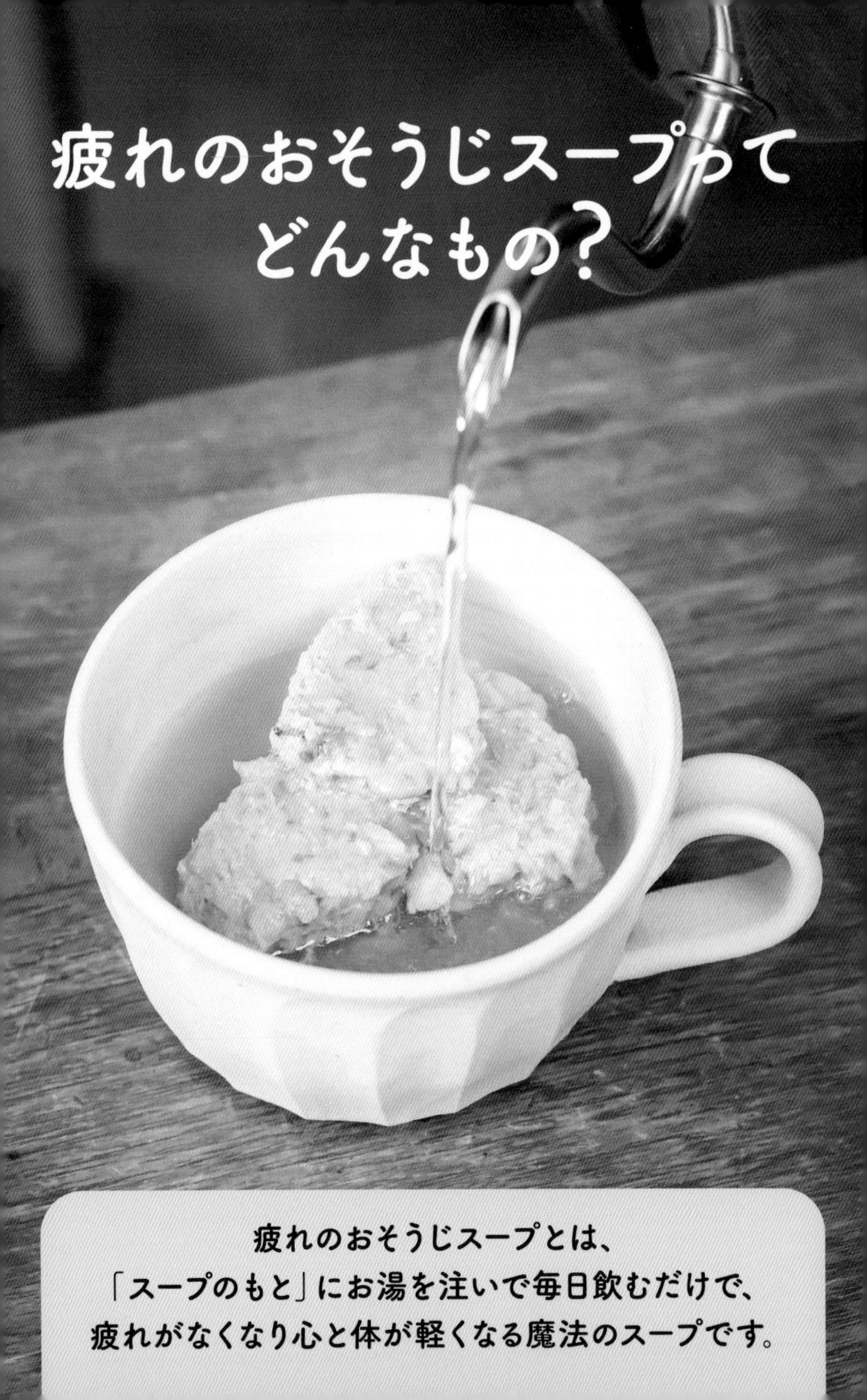

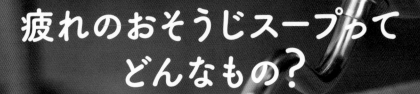

疲れのおそうじスープとは、
「スープのもと」にお湯を注いで毎日飲むだけで、
疲れがなくなり心と体が軽くなる魔法のスープです。

疲れのおそうじスープはここがスゴイ！

おいしく、簡単に作れるから「続けやすい」のがいいところ！

長期保存可能

スープのもとは冷凍保存が可能。
飲むときに割って器に入れ、
お湯を注げばOK！

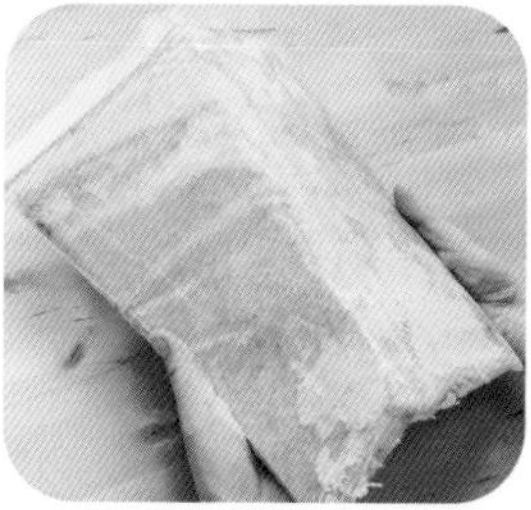

作り方は簡単

全ての材料をつぶしたり、
すりおろしたりして
保存袋の中で混ぜるだけ！

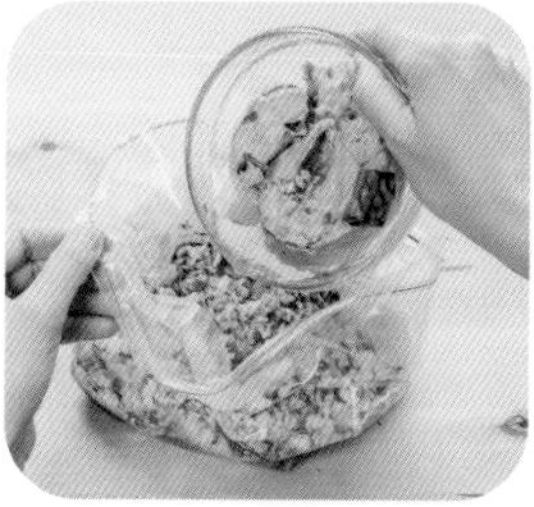

アレンジも自在

スープにちょっとアレンジを
加えれば、毎日違う味を
楽しめます。
疲れがなくなるのは
もちろん、筋力アップや
認知症予防なども
期待できる！

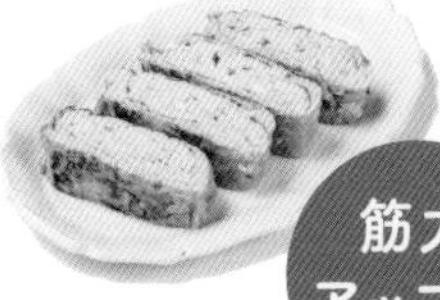

筋力アップに

厚焼き卵

しかもおいしい

みそやしょうゆがベースの
みぞれスープだから、
毎日飲みやすい！
具だくさんで満足感もたっぷり。
大根とまいたけで
うまみアップ&サバ臭さもない！

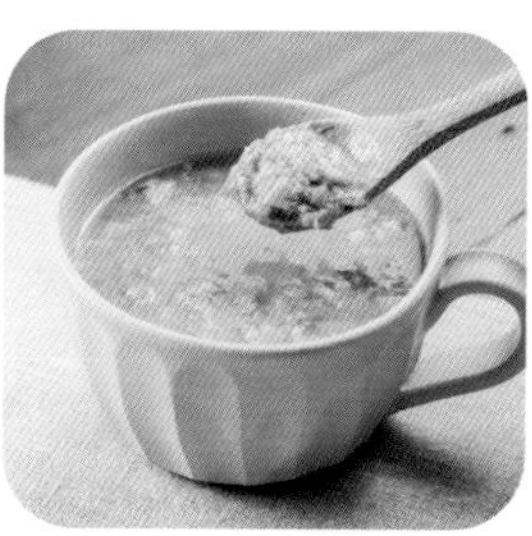

疲れを吹き飛ばす栄養がたっぷり!

疲れのおそうじスープの「スゴイ食材7」

疲れに効果的な食材がたくさん入っているから、
疲労回復に効果てきめん!

1 サバ缶

たんぱく質　コエンザイムQ_{10}
EPA　DHA　マグネシウム
ビタミンB群　亜鉛

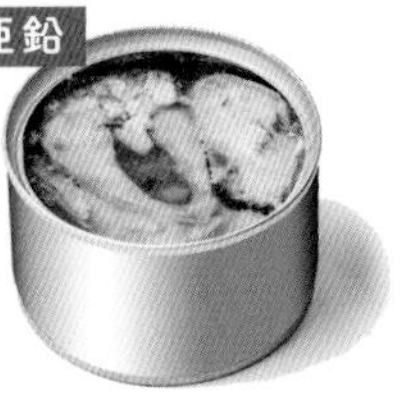

手軽な水煮缶を使用。サバに含まれるコエンザイムQ_{10}《キューテン》は、ミトコンドリアがATPを産出する際に必要な物質で、足りなくなるとエネルギー不足の原因に。また、不要な活性酸素の除去にも一役買ってくれます。

2 大根

イソチオシアネート
オキシダーゼ

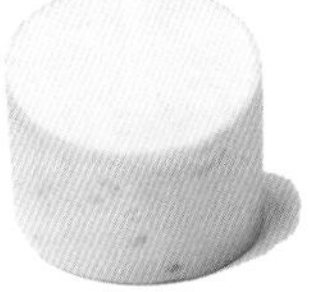

ミトコンドリアがうまく働くには、体内の解毒が欠かせません。大根の先端部分に多く含まれる辛み成分のイソチオシアネートや、消化酵素のオキシダーゼによって、解毒作用や抗酸化作用を期待できます。

3 まいたけ

ビタミンB群　亜鉛

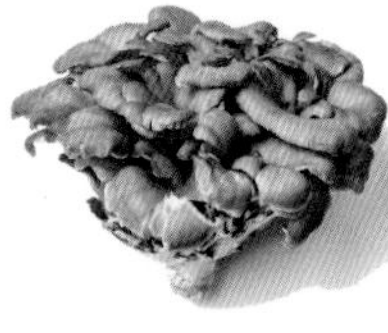

低カロリーでビタミンB群・D、亜鉛などのミネラル、食物繊維がたっぷり。亜鉛は不要な活性酸素を除去し、エネルギー産生も強化。食物繊維の一種・β-グルカンは、免疫細胞を活性化させるともいわれています。

4 蒸し大豆

たんぱく質　コエンザイムQ10　マグネシウム　亜鉛　PQQ

必須アミノ酸をバランスよく含む良質なたんぱく質が豊富で、年齢とともに深刻になるたんぱく質不足を補うのにも最適な食材です。活性酸素を取り除く亜鉛や、ミトコンドリアを活性化するPQQも多く含みます。

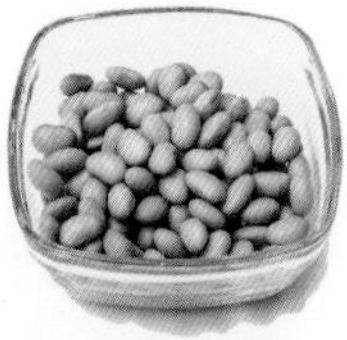

5 みそ

たんぱく質　コエンザイムQ10　マグネシウム　亜鉛　PQQ

大豆を発酵させるみそは、蒸し大豆と栄養素のベースは同じ。加えて血圧降下作用のあるトラゾリンなど、発酵過程で生まれる有効成分が健康維持に大切だという研究結果も。腸内環境改善の効果も期待できます。

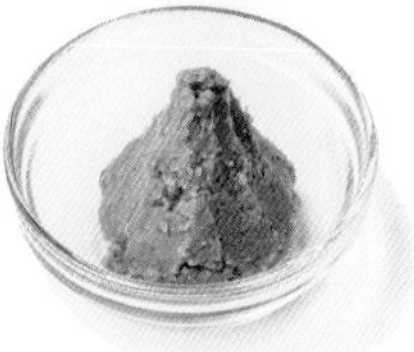

6 しょうゆ

マグネシウム　亜鉛

大豆と小麦、塩を主原料としたしょうゆは、その発酵の過程で香り成分フラノンなどが発生。フラノンには抗酸化作用があり、活性酸素を除去する働きが。しょうゆの塩や乳酸、アルコールなどには殺菌効果も。

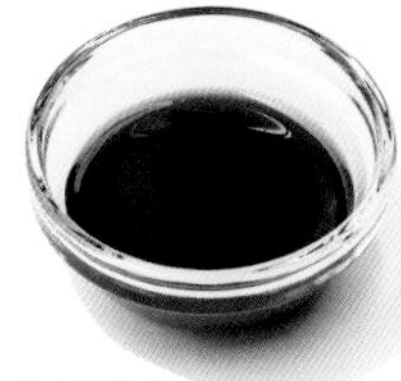

7 酢

酢酸　クエン酸

クエン酸などの有機酸が疲労回復や体力増強に作用。胃の働きを助けて食欲も促進します。酢の主成分である酢酸が細胞に入ると、血管の壁にアプローチして血管を拡張するので、血液が流れやすくなります。

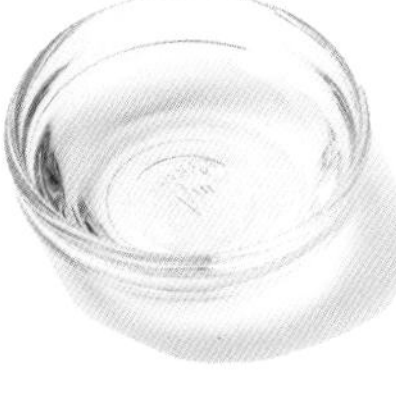

完成までたったの10分！

疲れのおそうじスープのもとの「作り方」

10杯分を一度に作って、あとは冷凍保存しておくだけ！

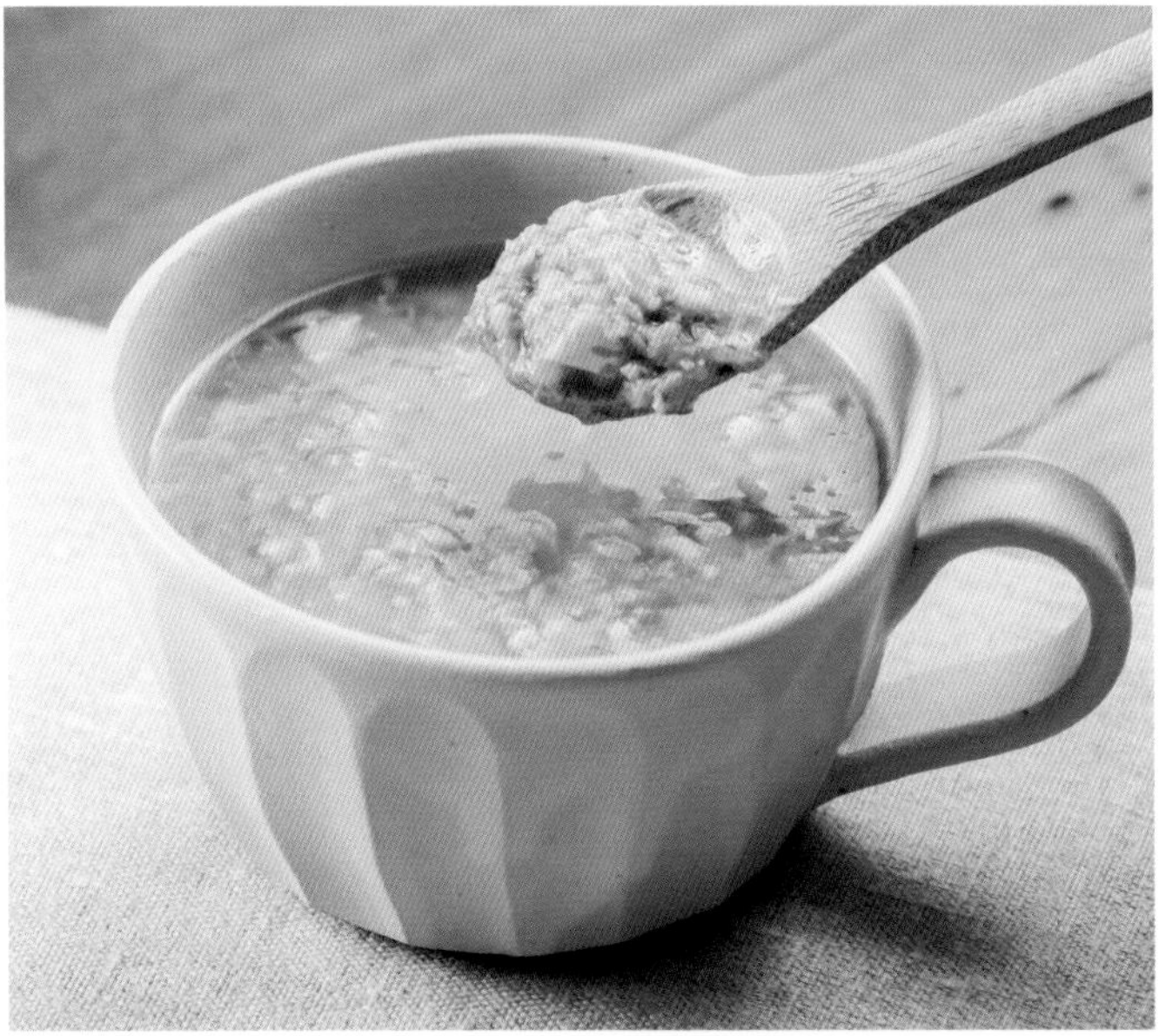

材料 （10杯分） ※1杯あたり75～80g程度

- サバ缶…1缶（190g）
- 大根…300g
- まいたけ…1パック（約80g）
- 蒸し大豆…100g

A
- しょうゆ…30g
- みそ…50g
- 酢…小さじ2

● 水煮の大豆でもかまわないが、蒸し大豆のほうが栄養価が高い。

作り方

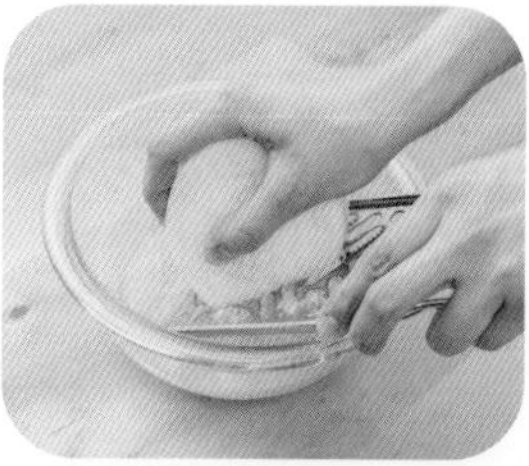

1 大根をおろし器ですりおろす。

● 大根のおろし汁は全て使う。

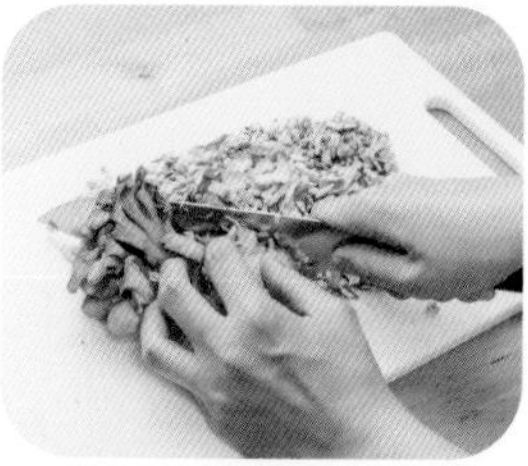

2 まいたけはみじん切りにし、電子レンジ（600w）で２分ほど加熱する。

● まいたけは水洗いすると香りが飛ぶので、汚れをふきんなどでやさしくふき取る程度に。
● レンジにかけるときは平らな耐熱容器に入れてふんわりラップをかける。
● レンジがない場合は、フライパンに入れてふたをし、中火弱で２分蒸す。

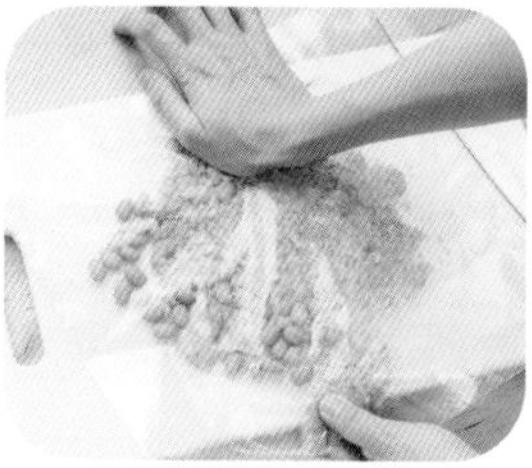

3 蒸し大豆を保存袋に入れて手のひらでつぶし、1、2とサバ缶、Aを加えてよくもみこむ。

● 空きビンの裏などで大豆をつぶすとつぶしやすい。
● 細かいかたまりは指でつぶすと早い。
● サバ缶は汁ごと入れる。

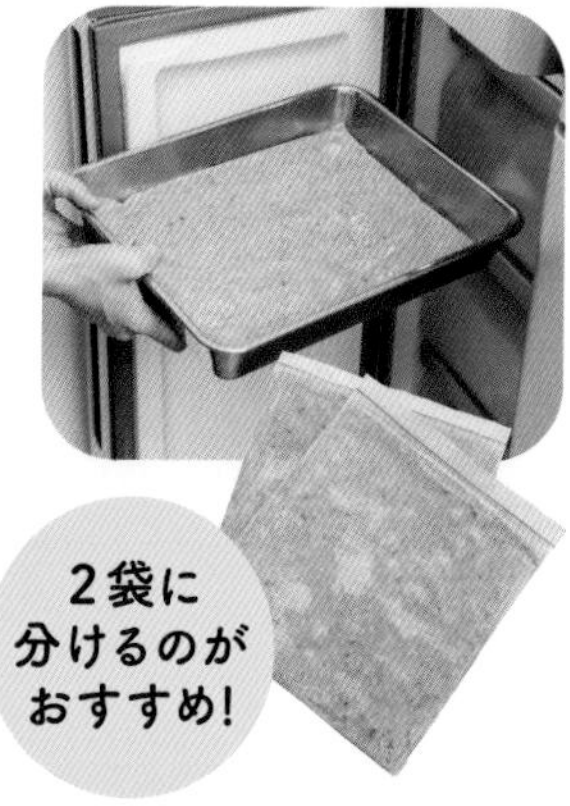

4 保存袋の中身を平らにして、冷凍保存する。

● トレーなどに入れて冷凍するとくずれにくい。
● 大きなジッパー付きビニール袋に５杯分ずつに分けて冷凍すると、厚みが減り割りやすい。

疲れのおそうじスープのもとの「使い方」

一度作っておけば、毎日お湯を注ぐだけだから続けやすい！

手順

1

冷凍保存した
スープのもとを割って、
75 ~ 80g 器に入れる。

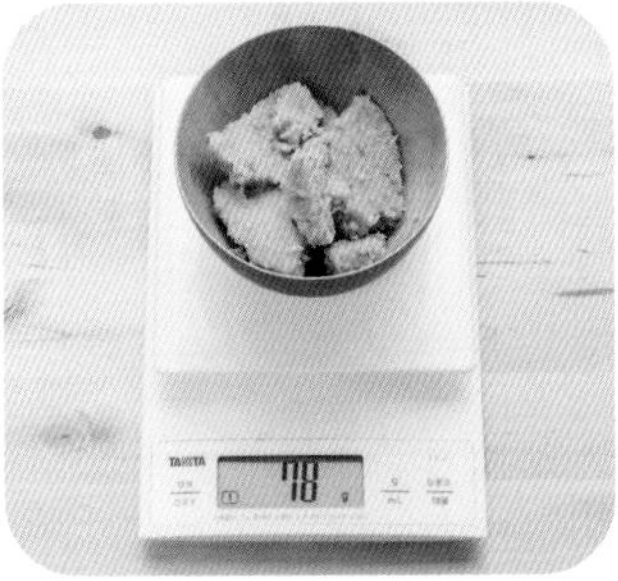

手順

2

100mℓのお湯を
注ぐ。

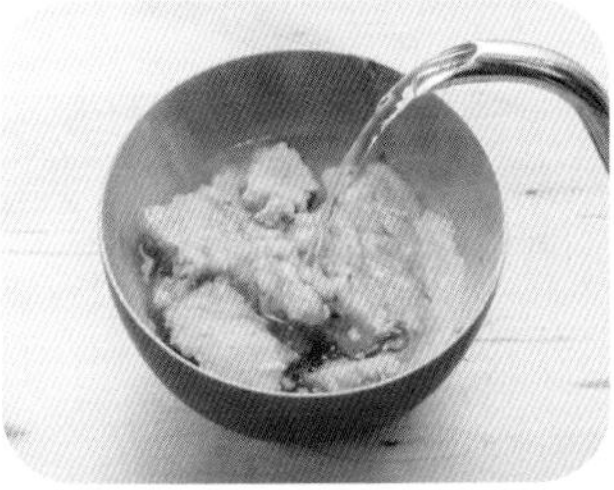

熱々のスープを楽しみたい人は「レンチン」して！

冷凍したスープのもとにお湯を注ぐだけだと少しぬるく感じるかもしれません。低温なのは、大根の酵素や発酵食品の菌に最大限働いてもらうため。ですが温めても効果がなくなるわけではないので、熱々がいい人は電子レンジやなべで温めてください。

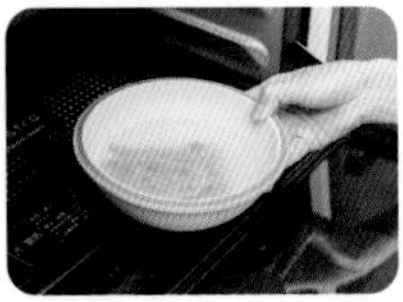

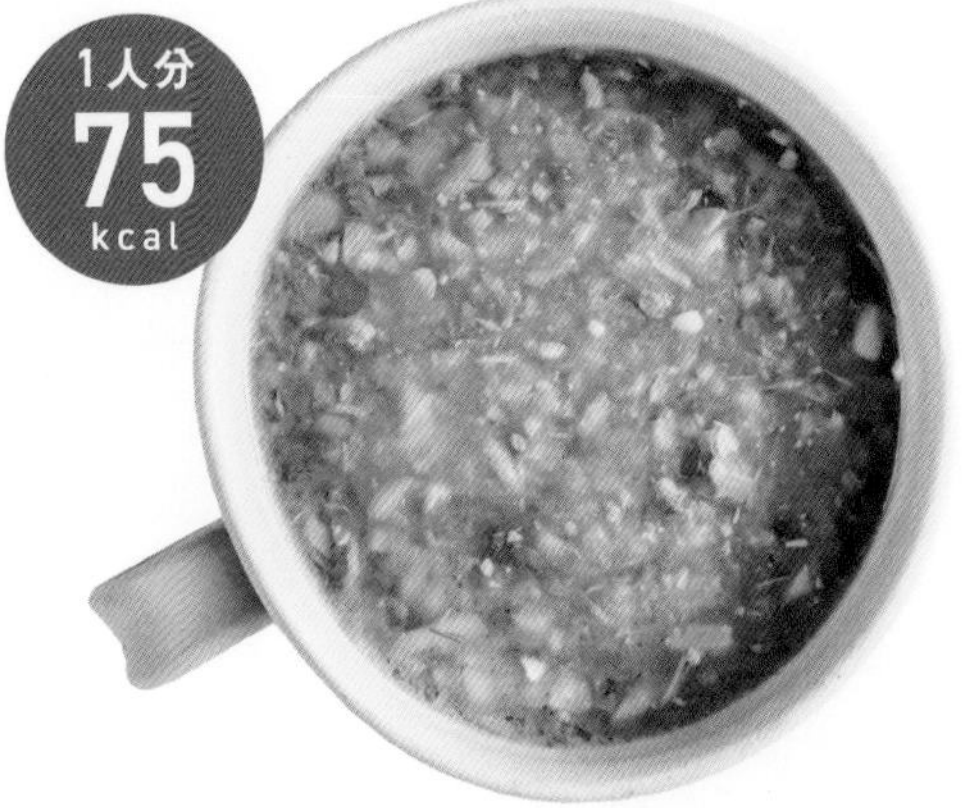

［基本の飲み方］

毎日必ず１杯。1日３杯飲んでもOK!

いつ飲んでもかまいませんが、１日のエネルギーを補いたいなら朝、日中眠くなったりイライラしたりするなら食間、寝ている間に疲れをとりたいなら夜に飲むのがおすすめ。

最低２週間は続けましょう。

［こんなときにも便利！］

食欲がないときに１杯飲むだけで手軽に栄養補給できます!

汁ものを作るのが面倒なときにサッと出せます

小腹がすいたときにすぐ用意できて重宝

低カロリー、高たんぱくで、ダイエット中の強い味方に!

アレンジすれば毎日でも飽きがきません
(138 ページ以降参照)

2つの食材の相乗効果で
効率的に筋力アップ!

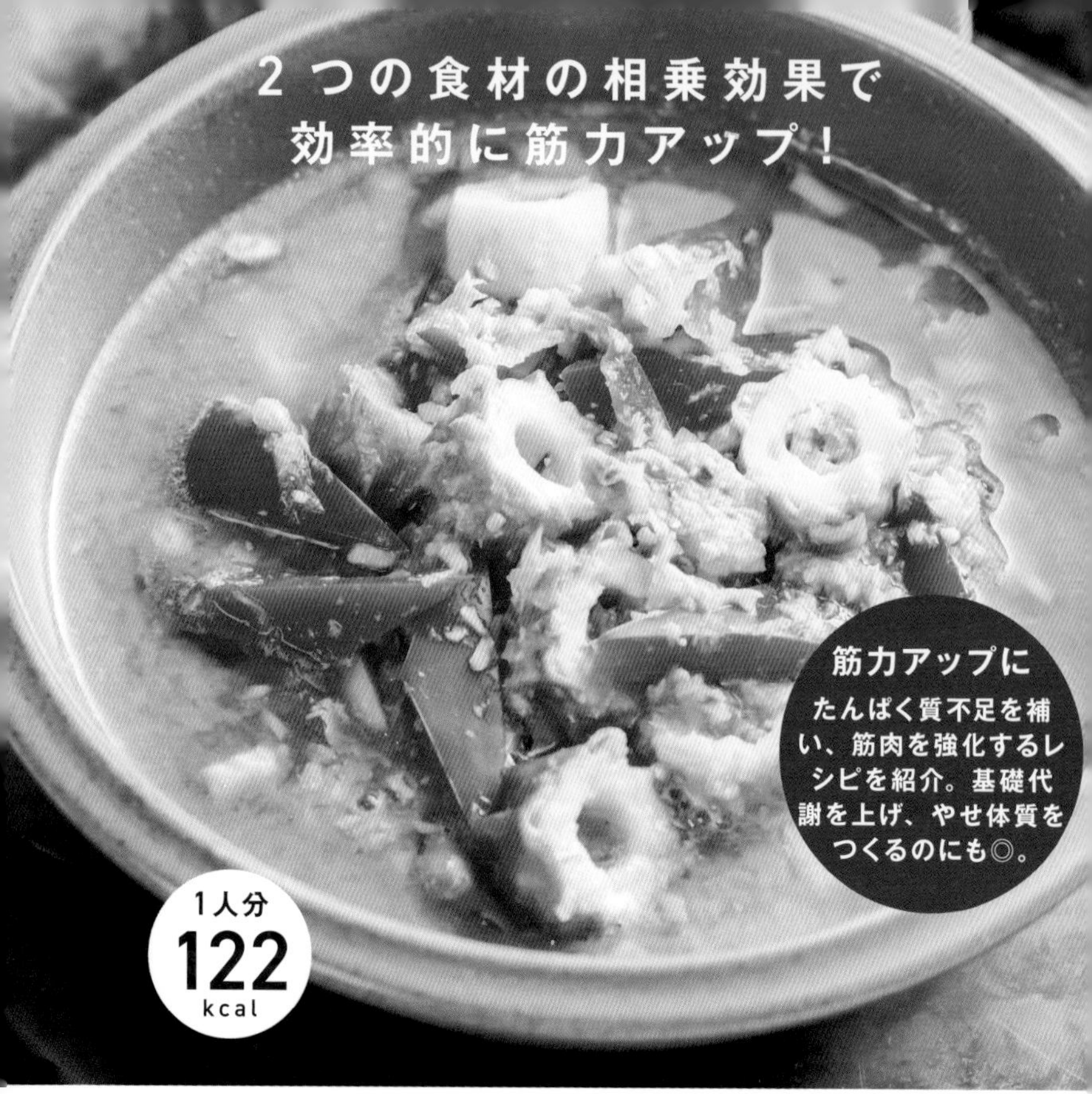

筋力アップに
たんぱく質不足を補い、筋肉を強化するレシピを紹介。基礎代謝を上げ、やせ体質をつくるのにも◎。

1人分
122 kcal

パプリカとちくわのスープ

この食材が決め手!

＼低カロリー&高たんぱく!／

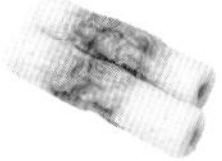

ちくわ

赤パプリカ

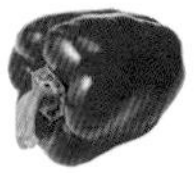

＼たんぱく質の代謝をサポート♪／

ごまの香ばしさがアクセントのさっぱりスープ。ちくわは白身魚が原料で、筋力アップに必要なたんぱく質が豊富。一方、赤パプリカにはβ-カロテンやビタミンB6がたっぷり!ビタミンB6はたんぱく質の代謝をうながすので、ちくわと一緒にとれば筋肉の増量に効果的。

材料 （2杯分）

- 疲れのおそうじスープのもと…150g
- 水… 250mℓ
- 赤パプリカ…1/2 個
- ちくわ…2 本
- ごま（白）…適量

作り方

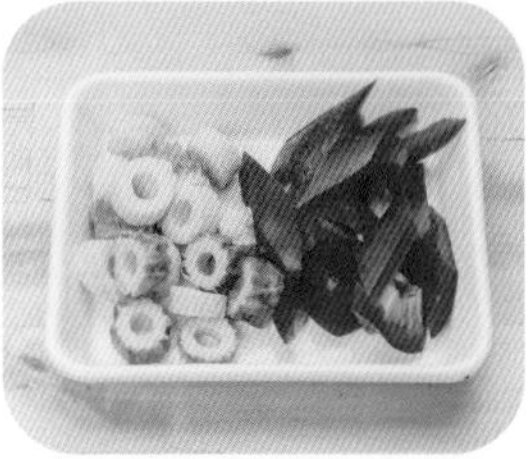

1 赤パプリカとちくわは一口大に切る。

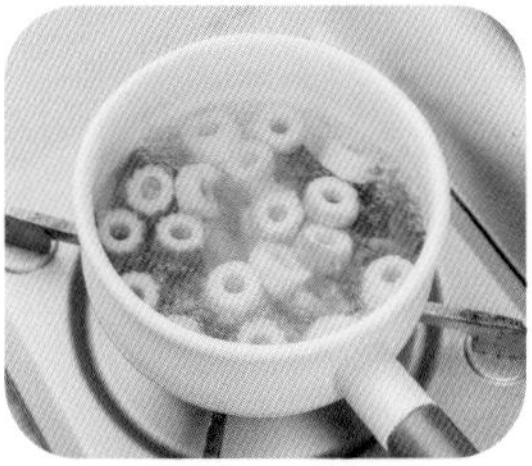

2 なべに水と1を入れてひと煮立ちさせる。

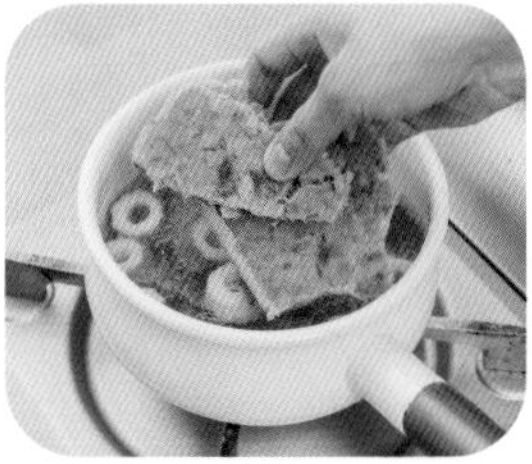

3 疲れのおそうじスープのもとを入れ、溶けたら器に盛り、ごまをふる。

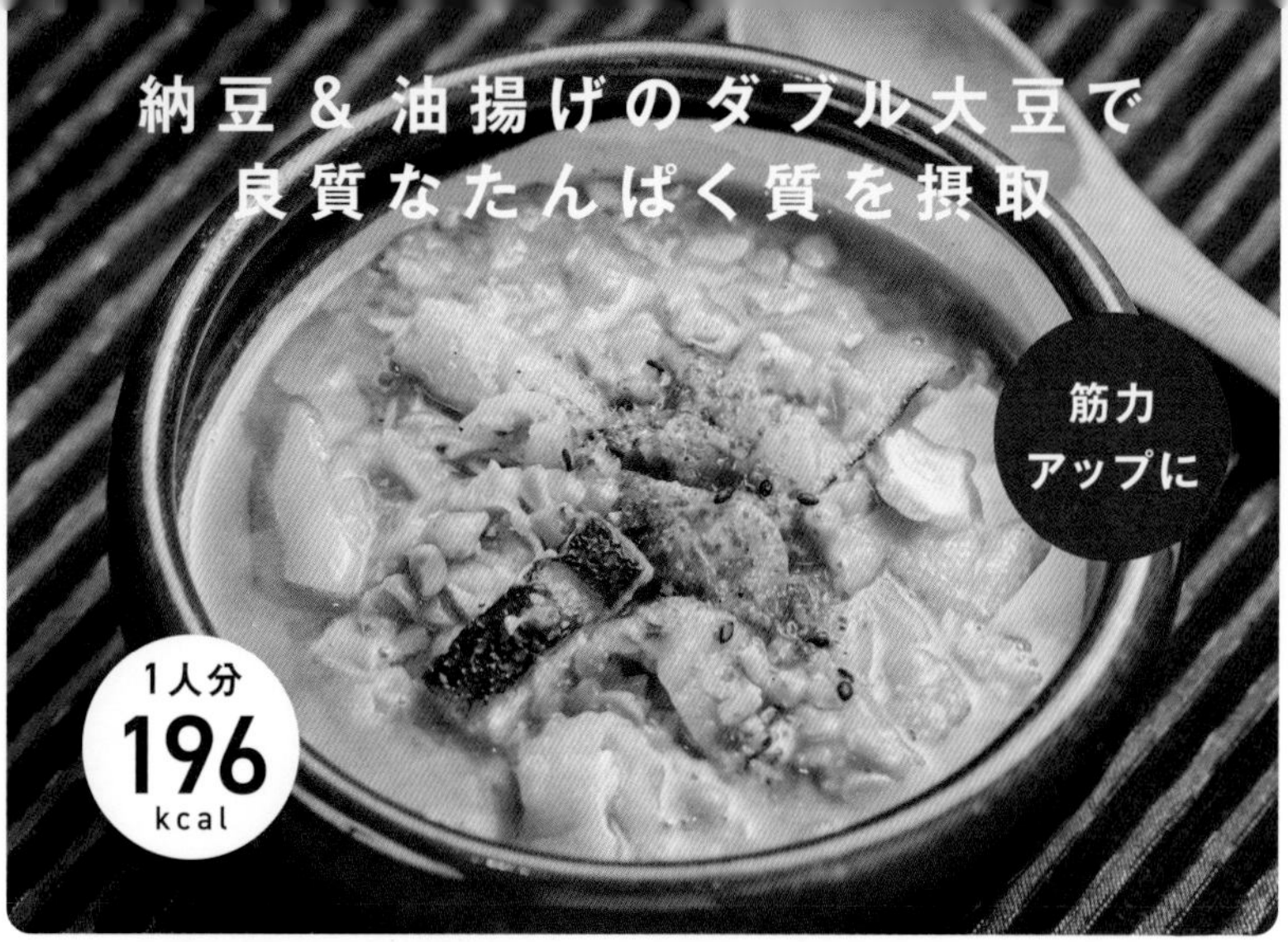
納豆＆油揚げのダブル大豆で
良質なたんぱく質を摂取
筋力
アップに
1人分
196
kcal

納豆と焼き油揚げのスープ

材料 （2人分）

- ◉疲れのおそうじスープのもと…150g
- ◉水…250㎖
- ◉油揚げ…1枚
- ◉ねぎ…50g
- ◉ごま油…小さじ1
- ◉ひきわり納豆…1パック
- ◉みそ…小さじ1
- ◉七味唐辛子…適量(お好みで)

納豆と油揚げ入りだからコク深く、たんぱく質もいっぱい！　納豆には抗血栓作用のあるナットウキナーゼや整腸作用のある納豆菌も。ナットウキナーゼは熱に弱いので、火を止めた後、できればあら熱を取って入れてください。

作り方

1. 油揚げは1×2センチ幅程度に切る。ねぎは1センチ幅のななめ切りにする。
2. なべにごま油を熱して油揚げを入れて焼き炒め、焼き色がついたらねぎと水を入れてひと煮立ちさせる。疲れのおそうじスープのもとを入れた後に火を止め、ひきわり納豆を入れて、みそで味をととのえる。
3. 器に盛りつけて、お好みで七味唐辛子をふる。

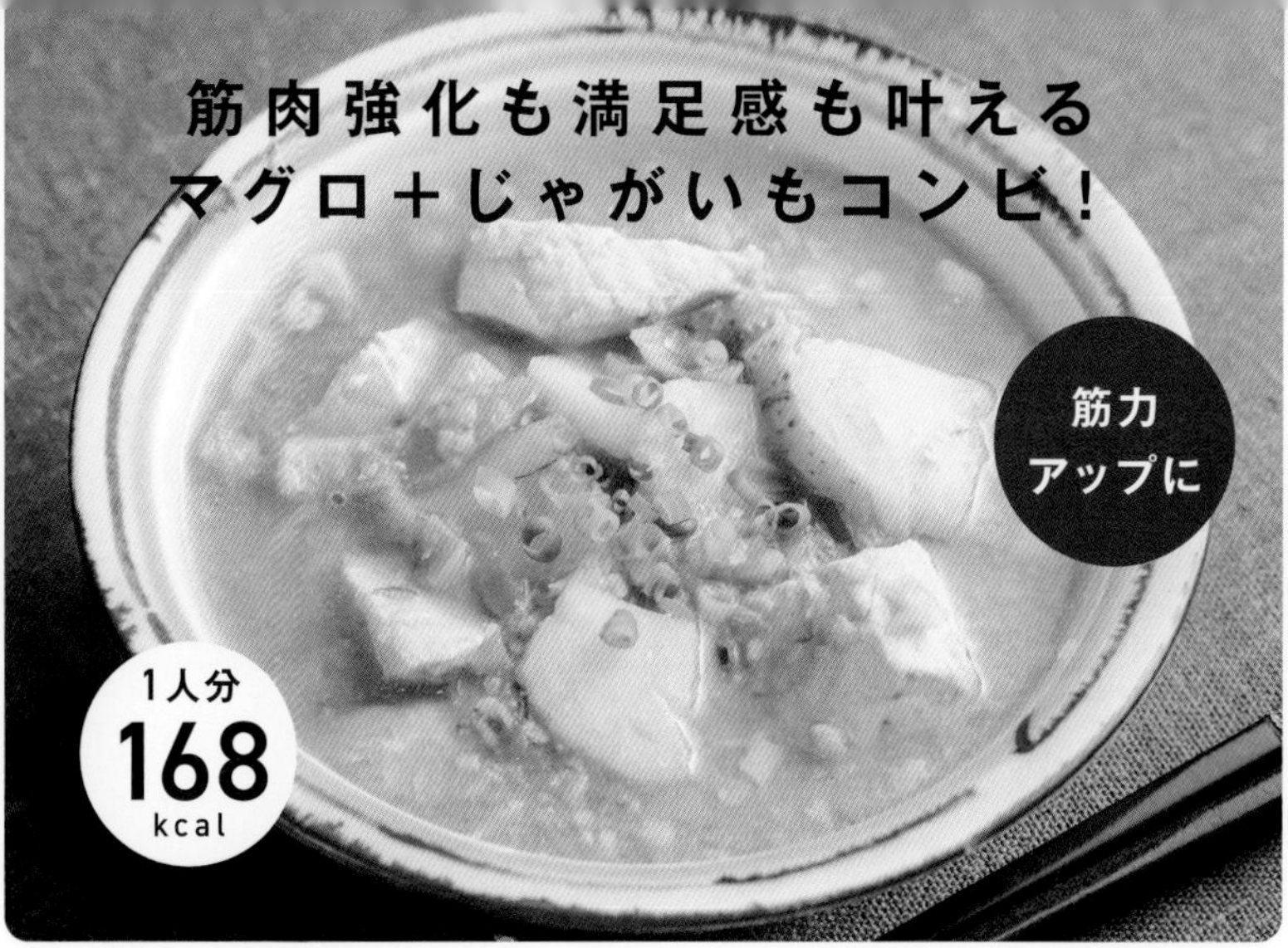
筋肉強化も満足感も叶える
マグロ＋じゃがいもコンビ！
筋力
アップに
1人分
168
kcal

マグロとじゃがいものスープ

材料（2人分）

- ◉疲れのおそうじスープのもと…150g
- ◉水…300㎖
- ◉じゃがいも…1/2 個
- ◉マグロ（ぶつ切りのものでOK）…100g
- ◉ポン酢…小さじ 2
- ◉小ねぎ…少々（お好みで）

マグロとじゃがいもの組み合わせは食べ応え抜群。マグロの赤身は魚肉の中でもたんぱく質量が多く、ビタミン B6 も豊富という筋力アップにぴったりな食材です。じゃがいもにはビタミン C やカリウムが入っており、一皿で栄養満点！

作り方

1 じゃがいもは皮をしっかりと洗い、1 センチ幅のいちょう切りにする。

2 なべに水とじゃがいもを入れてひと煮立ちさせ、火が通ったらマグロを入れ 1 分ほど加熱し、疲れのおそうじスープのもとを入れる。最後にポン酢で味をととのえる。

3 器に盛り、お好みで小ねぎを散らす。

ミネラル豊富で むくみ解消に効果的

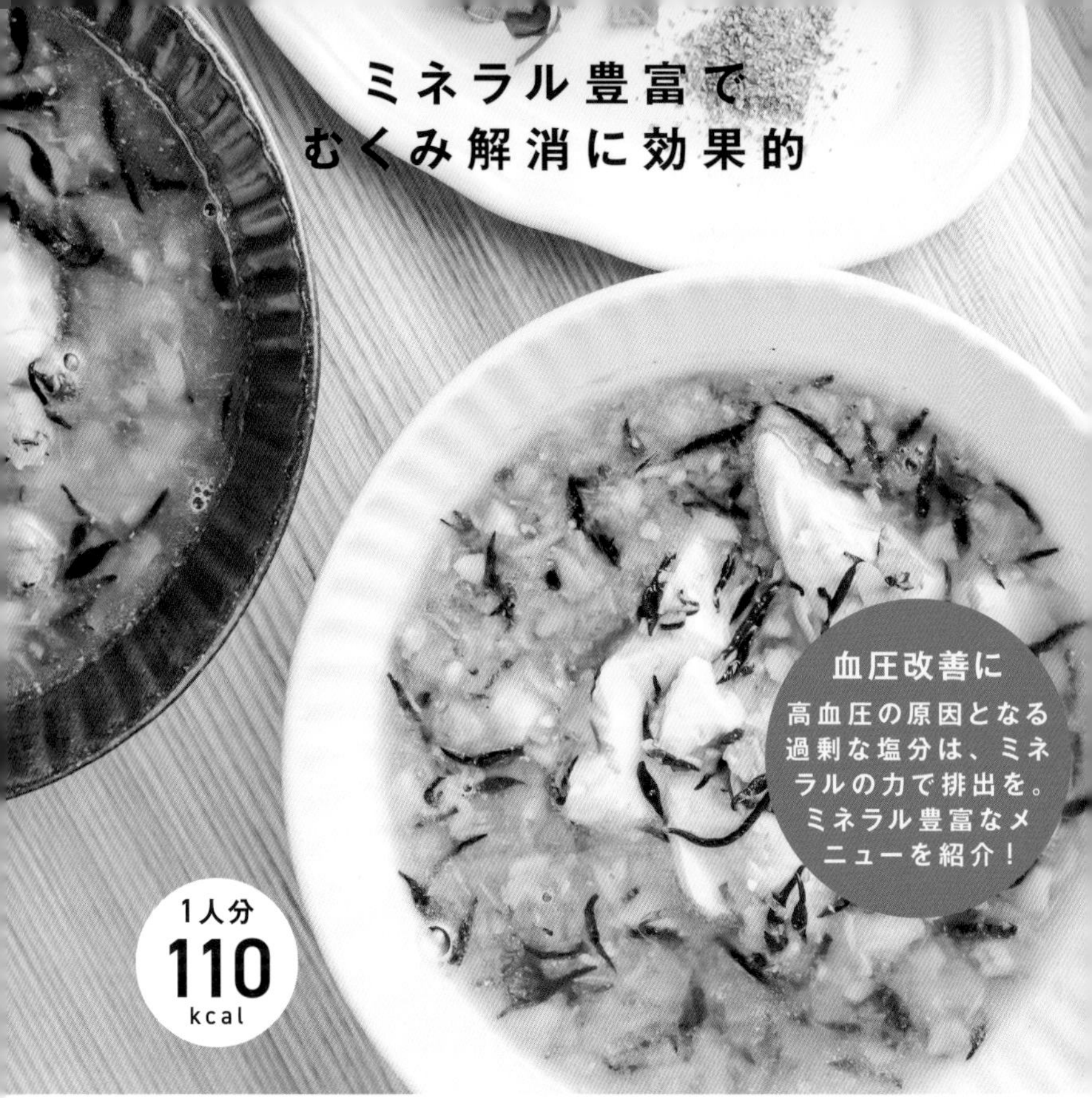

血圧改善に
高血圧の原因となる過剰な塩分は、ミネラルの力で排出を。ミネラル豊富なメニューを紹介！

1人分 110 kcal

ひじきと豆腐のスープ

この食材が決め手！

鉄分やカルシウムもたっぷり

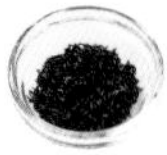

ひじき

絹豆腐

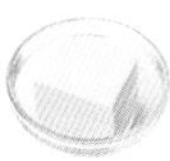

木綿豆腐よりカリウムが多い！

余分な塩分の排出は、むくみ解消にも効果的。豆腐とひじきの和食材の組み合わせは、おいしいのはもちろん、低カロリーで、マグネシウムやカリウム、カルシウムなどミネラルもたっぷり。ただしひじきはヒ素を含むため、乾燥ひじき大さじ１杯を週３回までにしましょう。

材料 （2杯分）

◉疲れのおそうじスープのもと…150g
◉水…300ml
◉乾燥ひじき…大さじ1
◉絹豆腐…100g
◉黒酢…大さじ1（普通の酢の場合は小さじ2）
◉大葉…3枚（お好みで）
◉さんしょう…適量（お好みで）

作り方

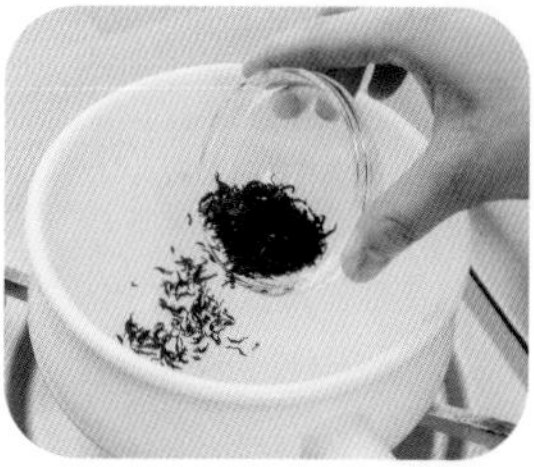

1 なべに水と乾燥ひじきを入れてひと煮立ちさせ、弱火で3～4分ほど煮る。

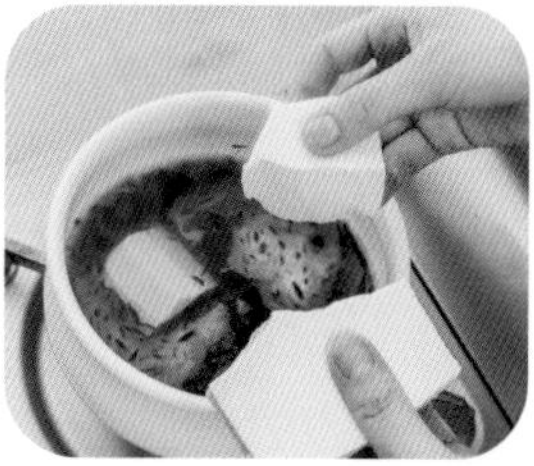

2 絹豆腐を大きくちぎって入れ、1～2分ほど温める。

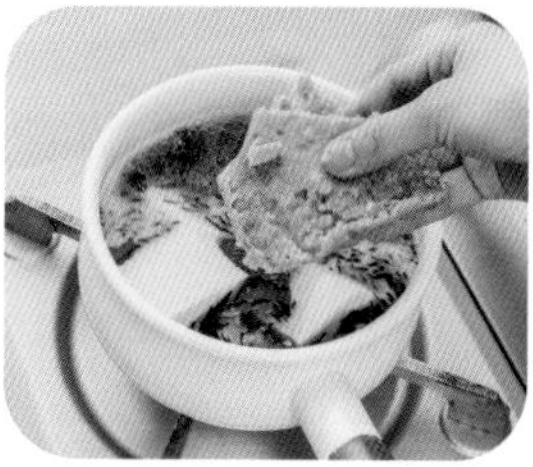

3 疲れのおそうじスープのもとを加えて温め、火を止めて黒酢を入れる。
器に盛りつけたら、お好みで食べやすく切った大葉を散らし、さんしょうをふる。

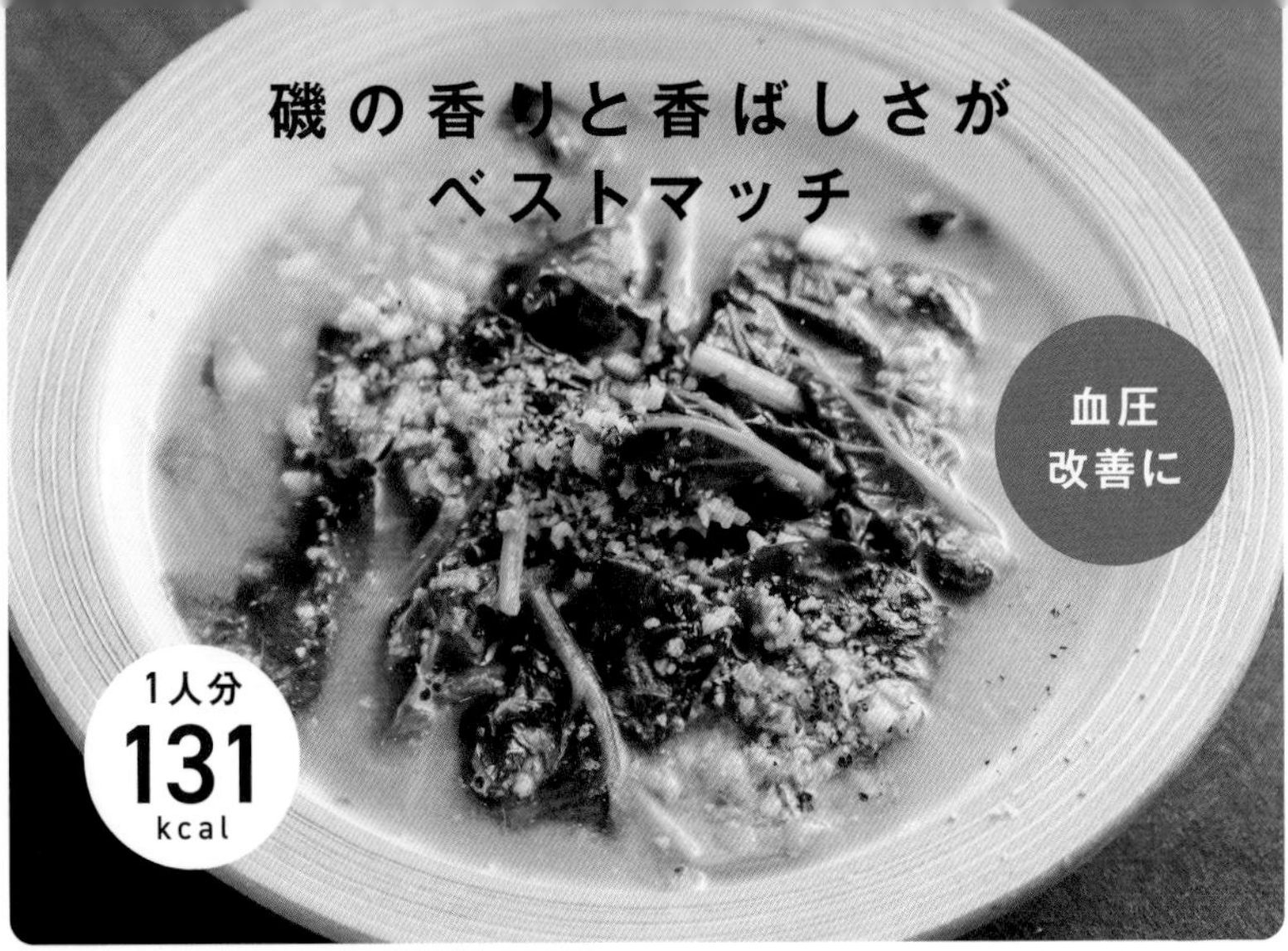
磯の香りと香ばしさが
ベストマッチ
血圧
改善に
1人分
131
kcal

ほうれん草とわかめのアーモンドスープ

材料（2人分）

- 疲れのおそうじスープのもと…150g
- 水…300㎖
- アーモンド…10粒
- ほうれん草…80g
- 乾燥わかめ…大さじ1
- 白だし…小さじ1
- アマニ油…適量

ほうれん草、わかめ、アーモンドはいずれも、塩分を腎臓から排出するカリウムと、その働きを助けるマグネシウムをしっかり摂取できる食材。味も、野菜の甘さと磯の香り、ナッツの香ばしさがマッチした最強の組み合わせです。

作り方

1 アーモンドをキッチンペーパーなどに包み、めん棒でつぶす（なければビンの底などを使ってつぶせばOK）。ほうれん草は3センチ幅にざく切りにする。

2 なべに水と乾燥わかめを入れてひと煮立ちさせ、疲れのおそうじスープのもととアーモンド、白だしを入れて、さらにひと煮立ち。

3 ほうれん草を加えてざっくりと混ぜ、しんなりとしたら火を止める。器に盛りつけてアマニ油をたらす。

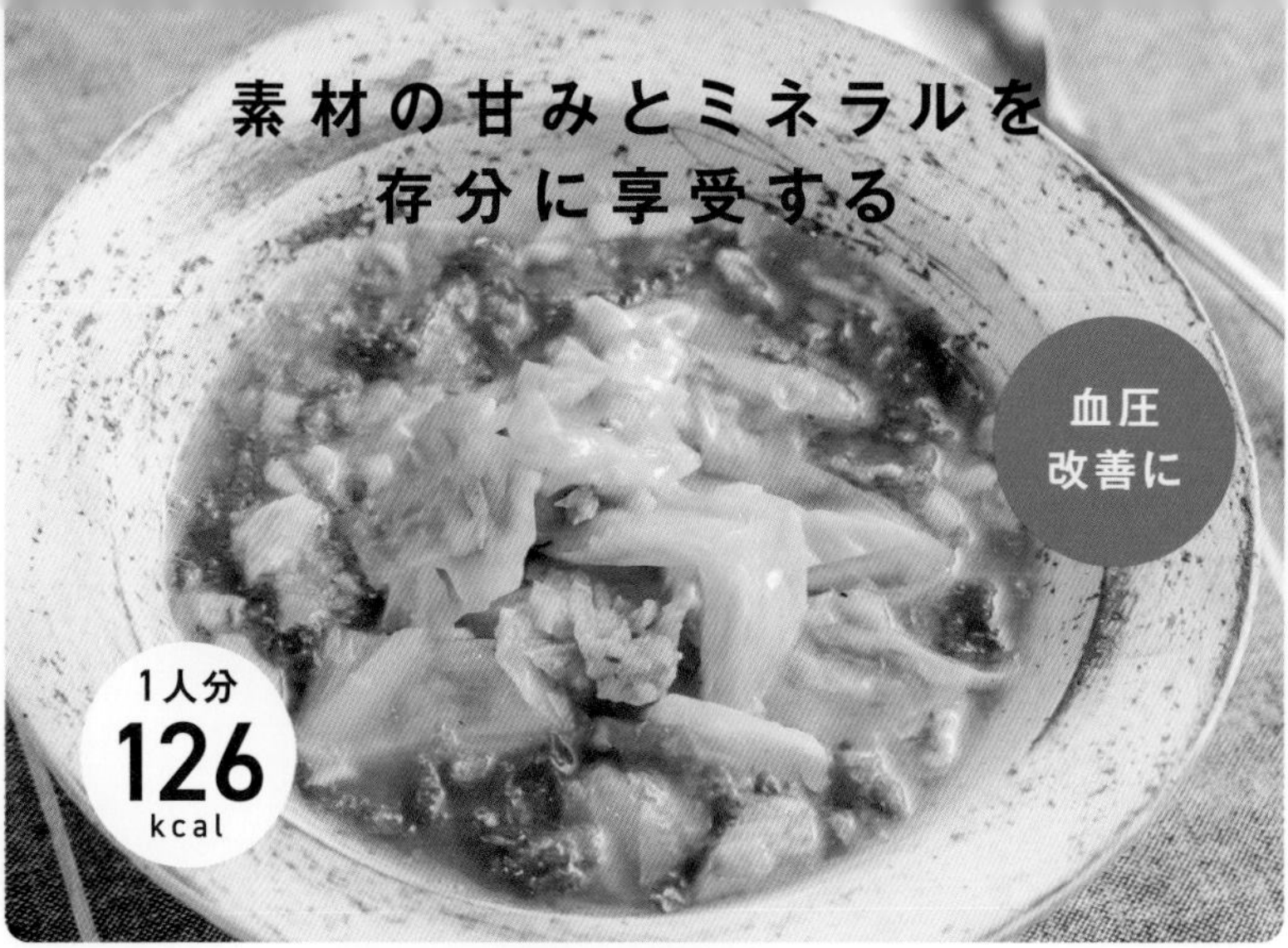
素材の甘みとミネラルを
存分に享受する
血圧
改善に
1人分
126
kcal

キャベツのスープ

材料（2人分）

◉疲れのおそうじスープのもと …150g
◉水…250㎖
◉キャベツ…100g
◉オリーブオイル…小さじ2
◉あおさのり（乾燥） …5×5センチ分程度
◉塩・こしょう…各少々

キャベツの甘さとあおさのりの香りが溶け出したやさしい味わい。キャベツとあおさのりのカリウムやカルシウムのほか、キャベツからは肝臓の解毒作用を高めるイソチオシアネートや、胃ねん膜を保護するビタミンUもとることができます。

作り方

1 キャベツは一口大のざく切りにする。

2 なべにキャベツとオリーブオイルを入れて炒め、少ししんなりとしてきたら水とあおさのりを入れてひと煮立ちさせる。

3 疲れのおそうじスープのもとを入れて塩・こしょうで味をととのえる。

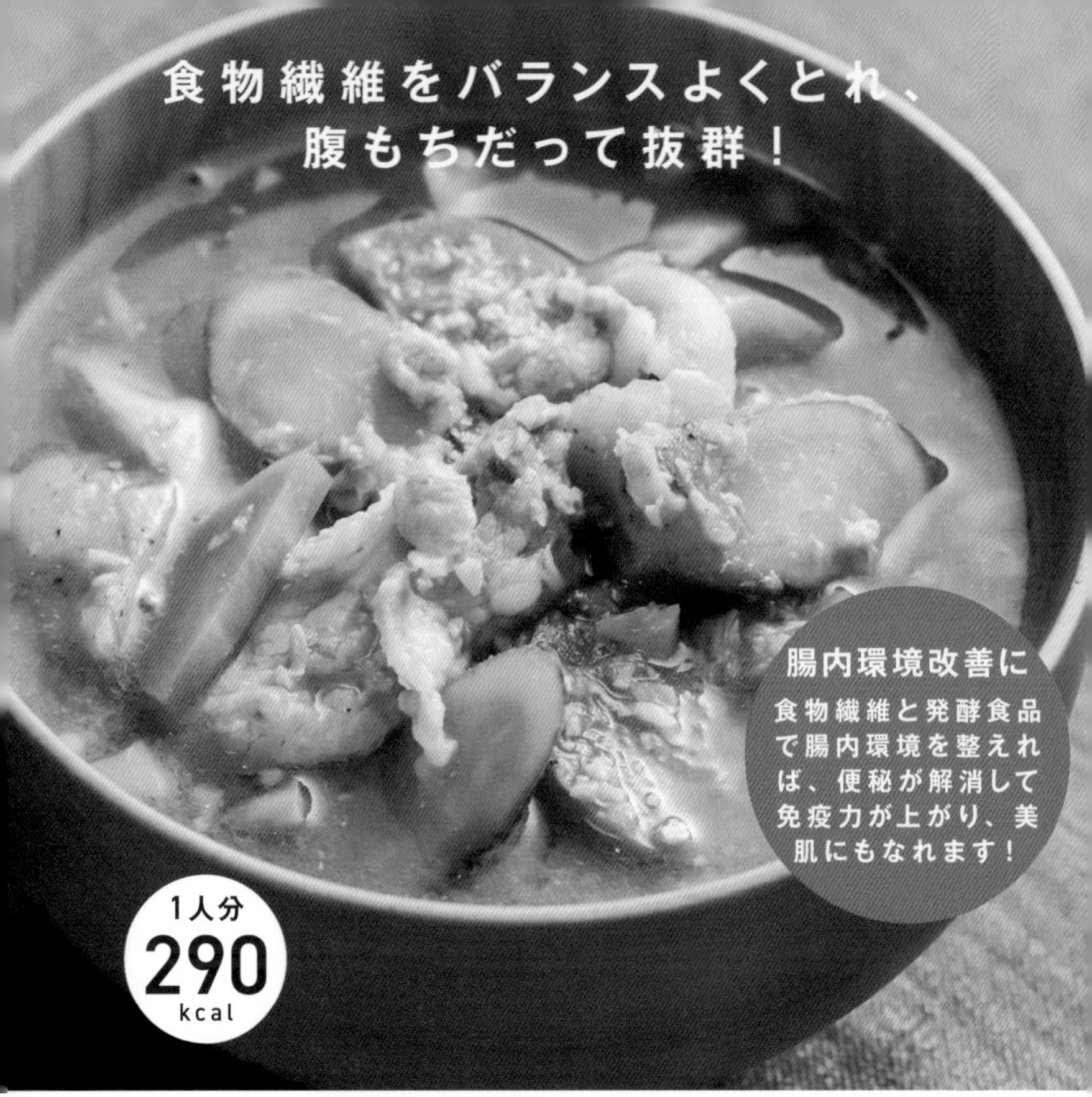
食物繊維をバランスよくとれ、
腹もちだって抜群！
腸内環境改善に
食物繊維と発酵食品で腸内環境を整えれば、便秘が解消して免疫力が上がり、美肌にもなれます！
1人分
290
kcal

豚汁風スープ

この食材が決め手！

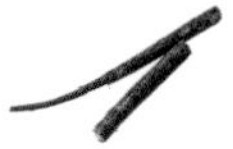
2種の食物繊維が腸をそうじ
ごぼう

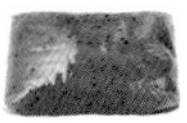
こんにゃく
グルコマンナンに注目！

肉や根菜が入った栄養満点の即席豚汁。ごぼうは水溶性食物繊維と不溶性食物繊維をバランスよく含み、便秘を改善します。こんにゃくにも整腸作用のある食物繊維の一種・グルコマンナンが豊富。しかも満腹感を得やすく低カロリーのため、ダイエット食にもぴったり。

材料 （2杯分）

◉疲れのおそうじスープのもと…150g
◉水…400㎖
◉ごぼう…30g
◉にんじん…30g
◉こんにゃく…50g
◉豚バラ肉…80g
◉ごま油…小さじ2
◉しょうゆ…小さじ2

作り方

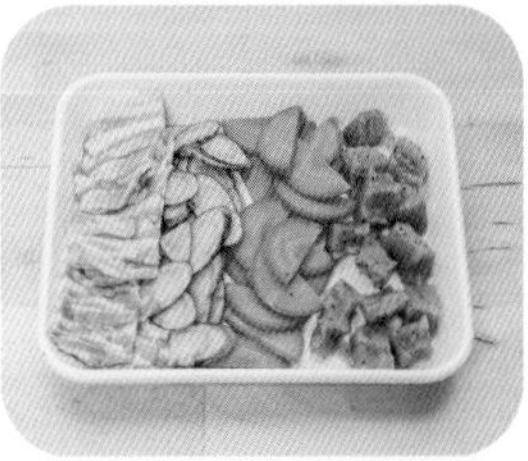

1 ごぼうはどろを落としてななめ薄切りにし、水でサッと洗う（その際、水にひたさない。ごぼうのポリフェノールを流出させないため）。にんじんは半月切り、もしくはいちょう切りにする。こんにゃくは塩（分量外）でもみ、一口大にちぎる。豚バラ肉は3センチ幅に切る。

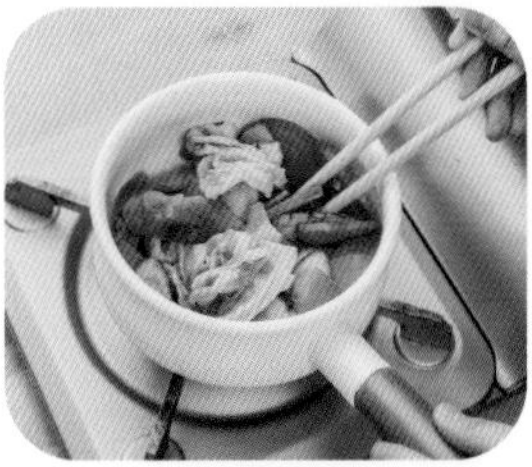

2 なべにごま油と1を全て入れて炒め、豚バラ肉の色が変わってきたら水を入れてフタをし、全体に火が通るまで煮る。

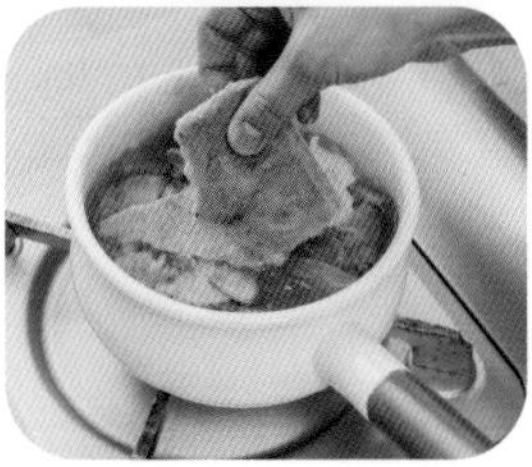

3 疲れのおそうじスープのもとを入れて温め、しょうゆで味をととのえる（みそ大さじ1弱でもOK）。

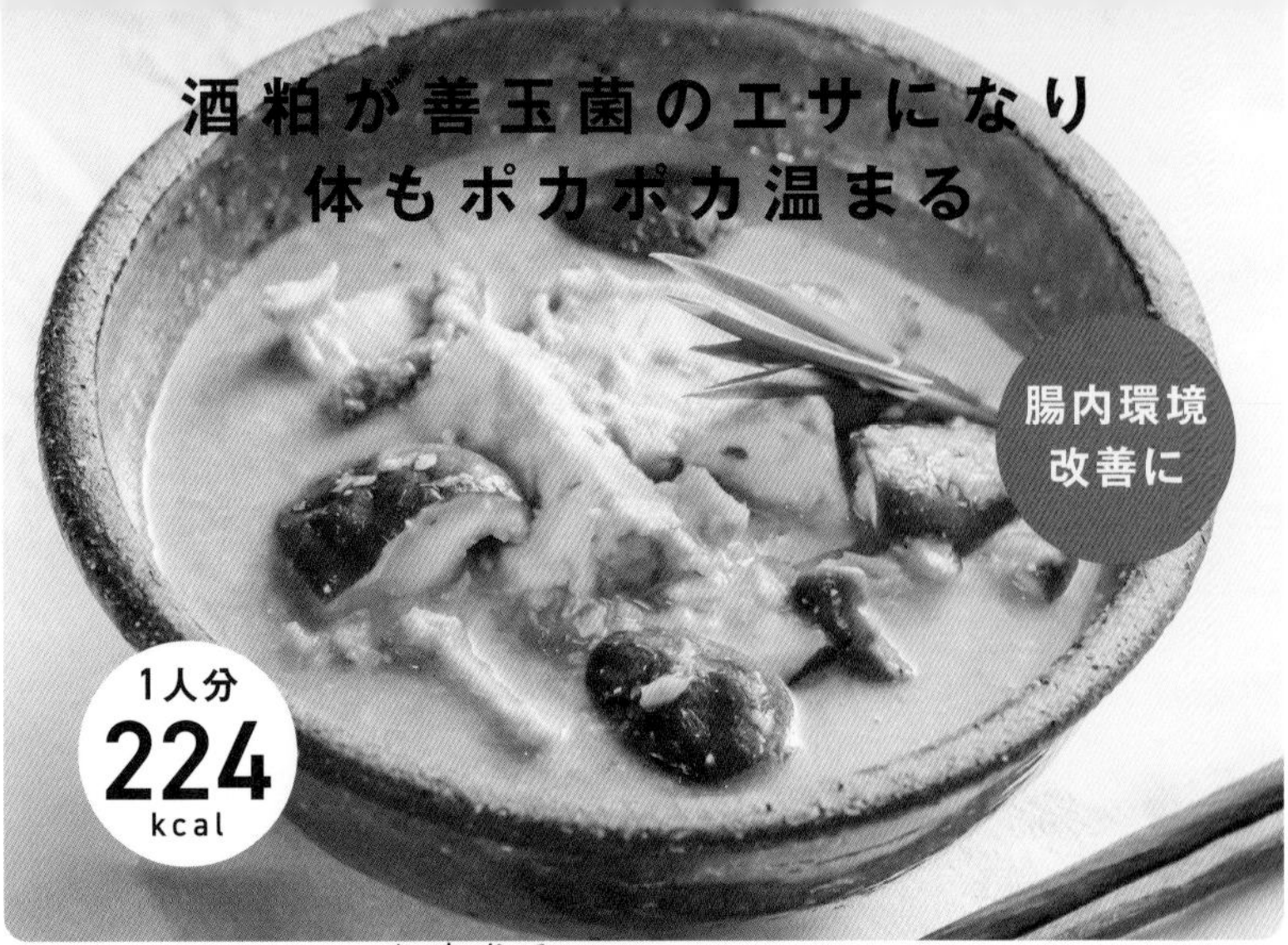
酒粕が善玉菌のエサになり
体もポカポカ温まる
腸内環境
改善に
1人分
224
kcal

粕汁《かすじる》風スープ

材料（2人分）

- 疲れのおそうじスープのもと…150g
- 水…250mℓ
- 厚揚げ…150g
- しいたけ…4 枚
- 酒粕…20g
- みそ…大さじ 1/2
- 小ねぎ…適量（お好みで）

酒粕は、食物繊維と似た働きをするレジスタントプロテインや、腸の善玉菌を増やすオリゴ糖、グルコシルセラミドなどを含有。しいたけにも不溶性食物繊維がいっぱい！　酒粕とみそで濃厚に仕上げた、体を芯から温めてくれるスープです。

作り方

1 厚揚げは1センチ幅、しいたけは食べやすい大きさに切る。

2 なべに水としいたけを入れてひと煮立ちさせた後、厚揚げと酒粕を入れなじませたら1分ほど煮る。

3 疲れのおそうじスープのもとを入れ、みそを溶いて味をととのえる。お好みで小ねぎを散らす。

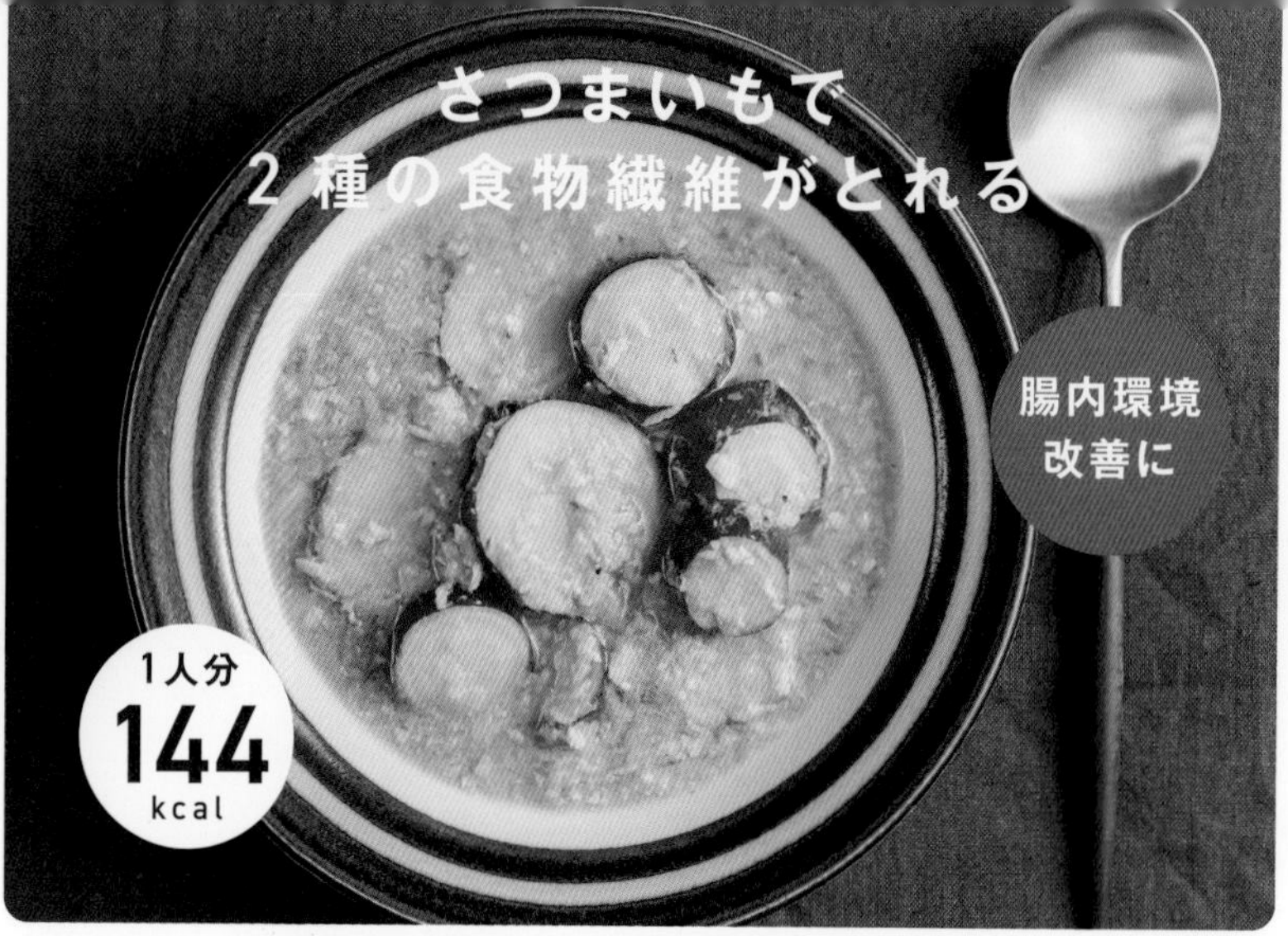
さつまいもで
2種の食物繊維がとれる
腸内環境
改善に
1人分
144
kcal

さつまいものスープ

材料 （2人分）

◎疲れのおそうじスープのもと …150g
◎水…400mℓ
◎さつまいも…100g
◎塩・こしょう…各少々
◎小ねぎ…適量（お好みで）

さつまいもの甘さと、スープの塩みのバランスがたまらない一品。さつまいもの切り口から出る白い汁・ヤラピンには便をやわらかくする作用があり、食物繊維（特に不溶性）が豊富ということも相まって、便秘解消に効果を発揮します。

作り方

1 さつまいもは1センチ幅に切り、水でもみ洗いする。

2 なべに水と1を入れ、竹串がスッと刺さるようになるまで煮る。

3 疲れのおそうじスープのもとを入れ、塩・こしょうで味をととのえる。お好みで小ねぎを散らす。

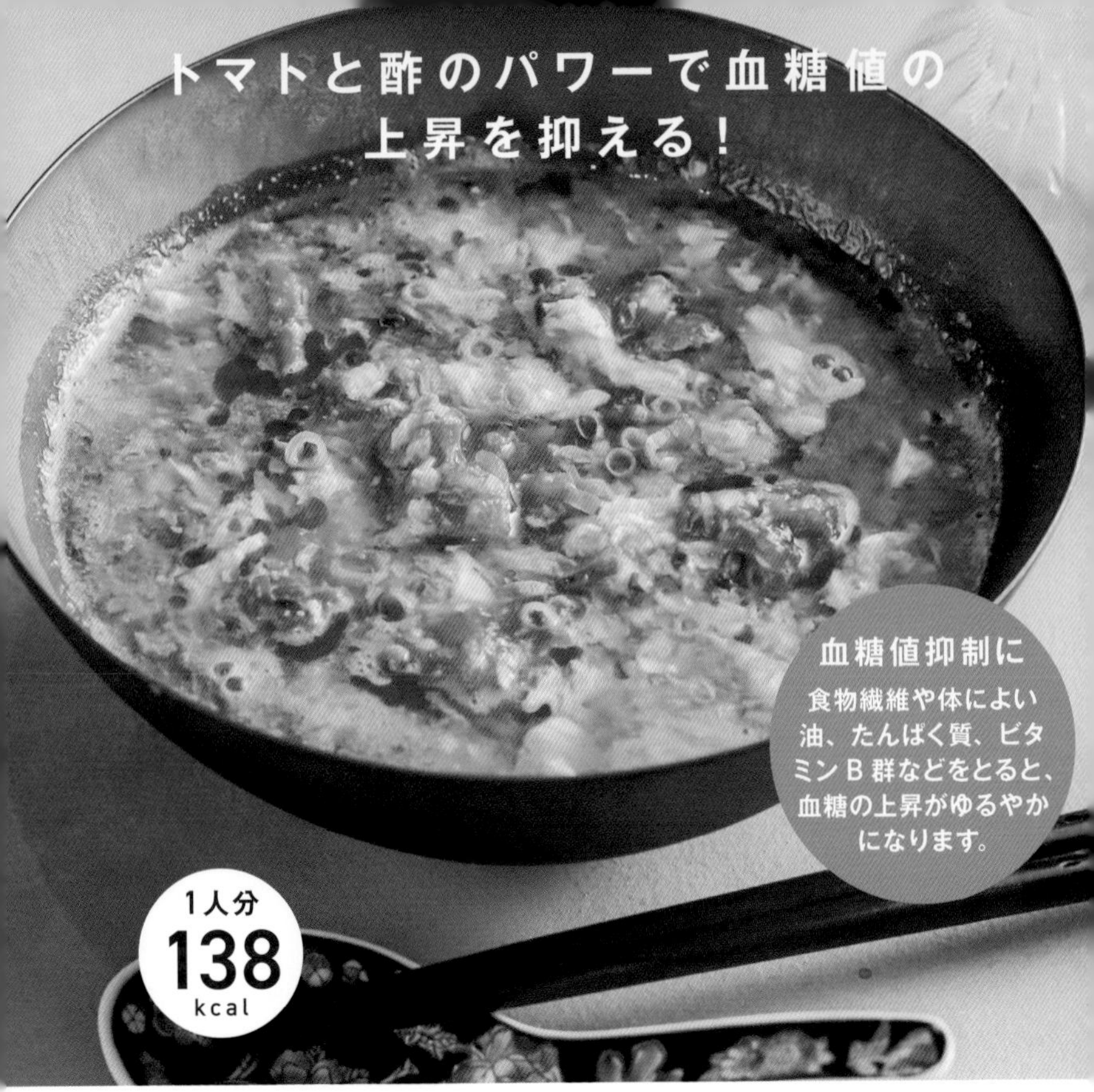
トマトと酢のパワーで血糖値の
上昇を抑える!
血糖値抑制に
食物繊維や体によい油、たんぱく質、ビタミン B 群などをとると、血糖の上昇がゆるやかになります。
1人分
138
kcal

サンラータン風スープ

この食材が決め手!

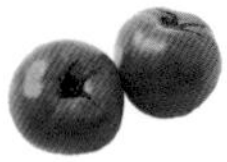
糖尿病のリスクを下げる!
トマト

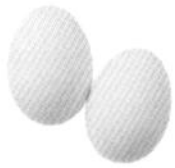
卵
たんぱく質やビタミン B 群が豊富

さっぱりとして食欲を増進させる酢には、食後の血糖値をゆるやかにする効果が。さらにトマトの赤い色素成分・リコピンには強い抗酸化作用があるほか、継続してとり入れると、血糖値の上昇を抑えるホルモン・インスリンの働きを促進するという研究結果もあります。

材料 （2杯分）

◉疲れのおそうじスープのもと…150g
◉水…200㎖
◉トマト…小1個
◉卵…1個
◉しょうゆ…小さじ2
◉ラー油・酢…各適量
◉ごま（白）・小ねぎ…各適量（お好みで）

作り方

1 トマトは大きめにざく切りにする。
卵は溶きほぐしておく。

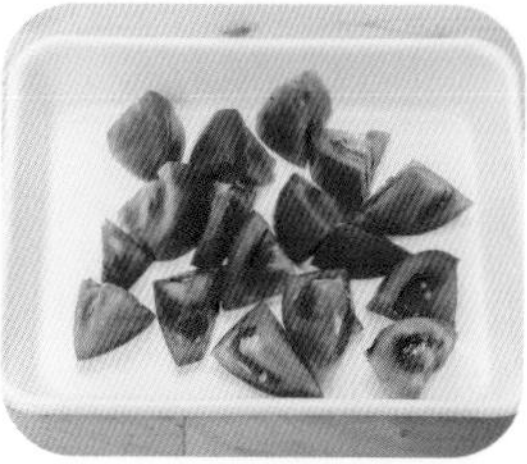

2 なべに水とトマトを入れてひと煮立ちさせた後、疲れのおそうじスープのもとを入れて温め、しょうゆで味をととのえる。

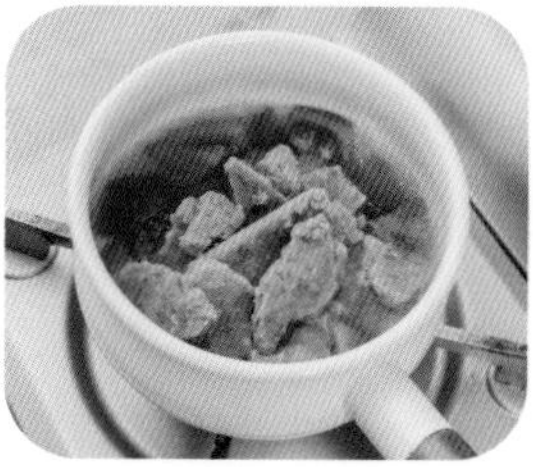

3 煮立ったところに卵を糸状に流し入れ、固まったら火を止める。
器に盛り、ラー油と酢をたらす。お好みでごまや、小ねぎを散らす。

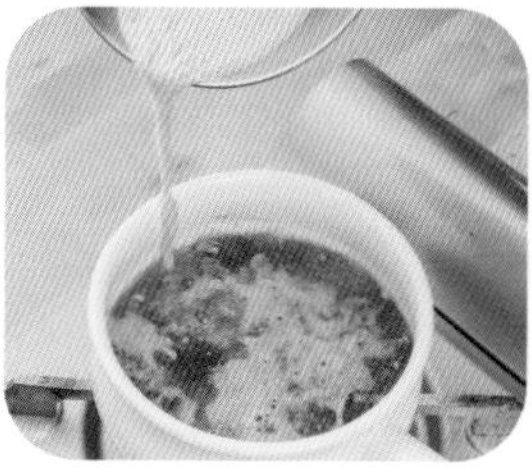

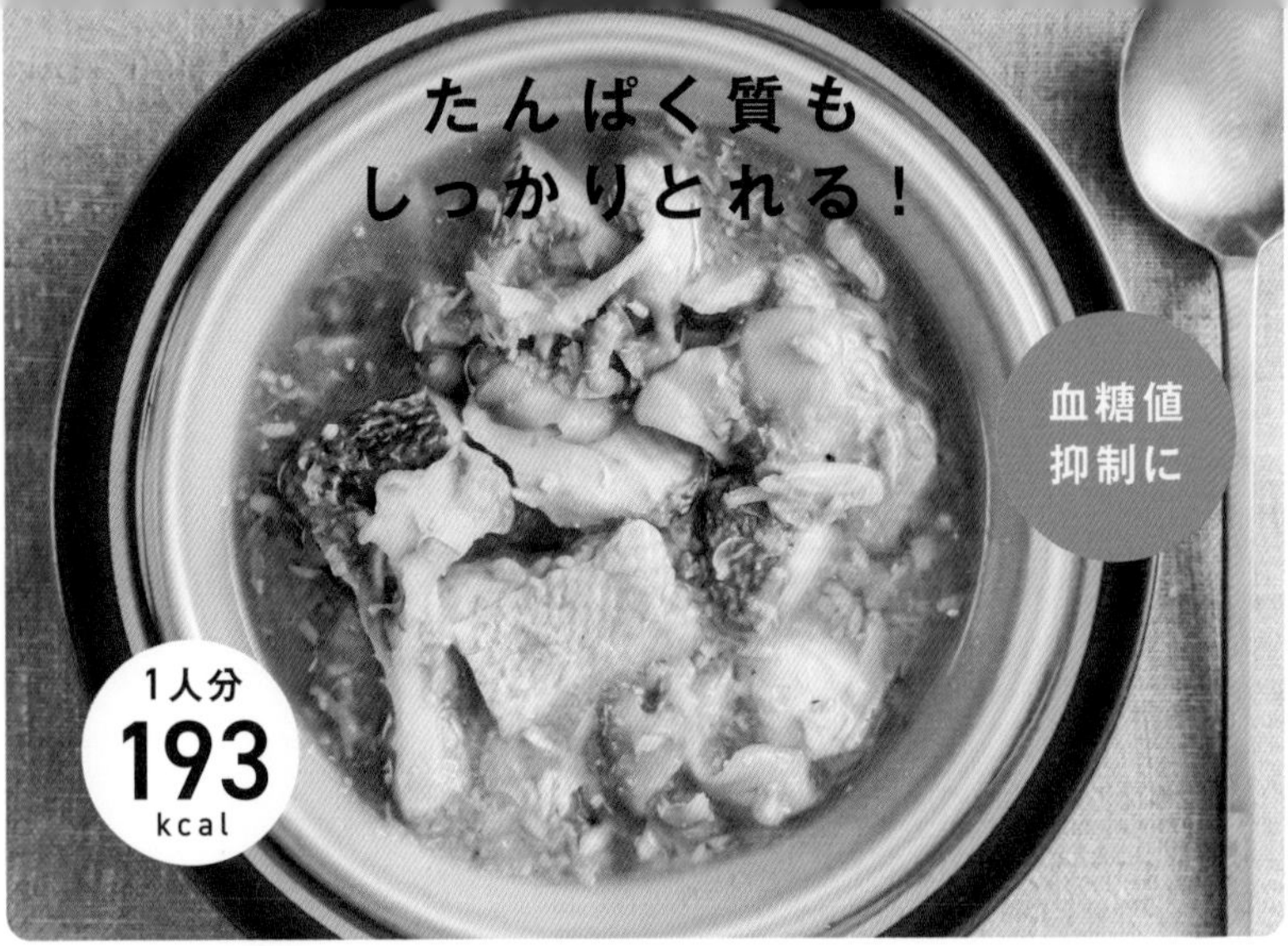
たんぱく質も
しっかりとれる！
血糖値
抑制に
1人分
193
kcal

サケとまいたけのスープ

材料 （2人分）

- ◉疲れのおそうじスープのもと…150g
- ◉水…250㎖
- ◉サケ…1切
- ◉まいたけ…50g
- ◉みそ…小さじ2
- ◉バター…10g

サケはたんぱく質量が多く、赤さの正体・アスタキサンチンにはインスリンの作用を高める効果があるといわれています。また、まいたけの食物繊維とβ - グルカンが血糖値を下げるとも。どちらの食材もみそバターとの相性も抜群！

作り方

1 サケは一口大に切る。まいたけはほぐす。

2 なべに水とまいたけを入れてひと煮立ちさせた後、サケを入れて火を通す。

3 疲れのおそうじスープのもとを加えてみそで味をととのえ、バターを溶かす。

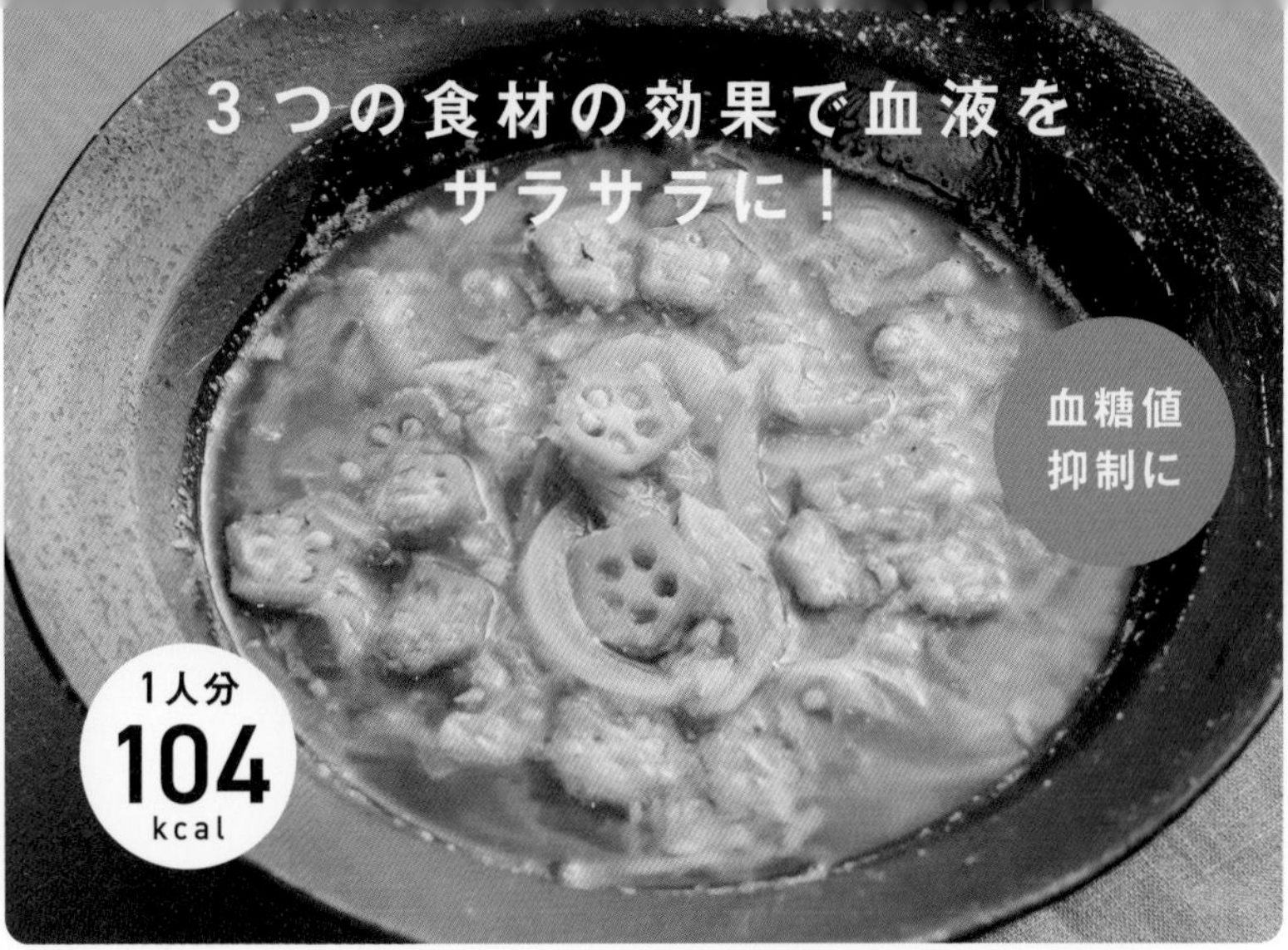
3つの食材の効果で血液をサラサラに！
血糖値抑制に
1人分
104
kcal

玉ねぎとしょうがのスープ

材料（2人分）

◉疲れのおそうじスープのもと…150g
◉水…300㎖　◉玉ねぎ…1/2個
◉しょうが…1/2かけ
◉オクラ…3本
◉しょうゆ…小さじ2
◉りんご酢…小さじ2
（普通の酢の場合は小さじ1）

さっぱりと飲みやすい味つけのスープ。玉ねぎに含まれるケルセチンなどの成分は、インスリンの作用を向上させるといわれています。また、しょうがや、オクラのネバネバ成分・ペクチンにも血糖値の上昇を抑える効果を期待できます。

作り方

1 玉ねぎは薄切りにし、しょうがはすりおろし、オクラは小口切りにする。

2 なべに水と玉ねぎ、しょうがを入れてひと煮立ちさせ、玉ねぎがやわらかくなるまで煮込む。

3 疲れのおそうじスープのもととオクラを加えて温め、しょうゆとりんご酢で味をととのえる。

ホクホクおいしく、脳にもいい
かぼちゃ×チーズの組み合わせ

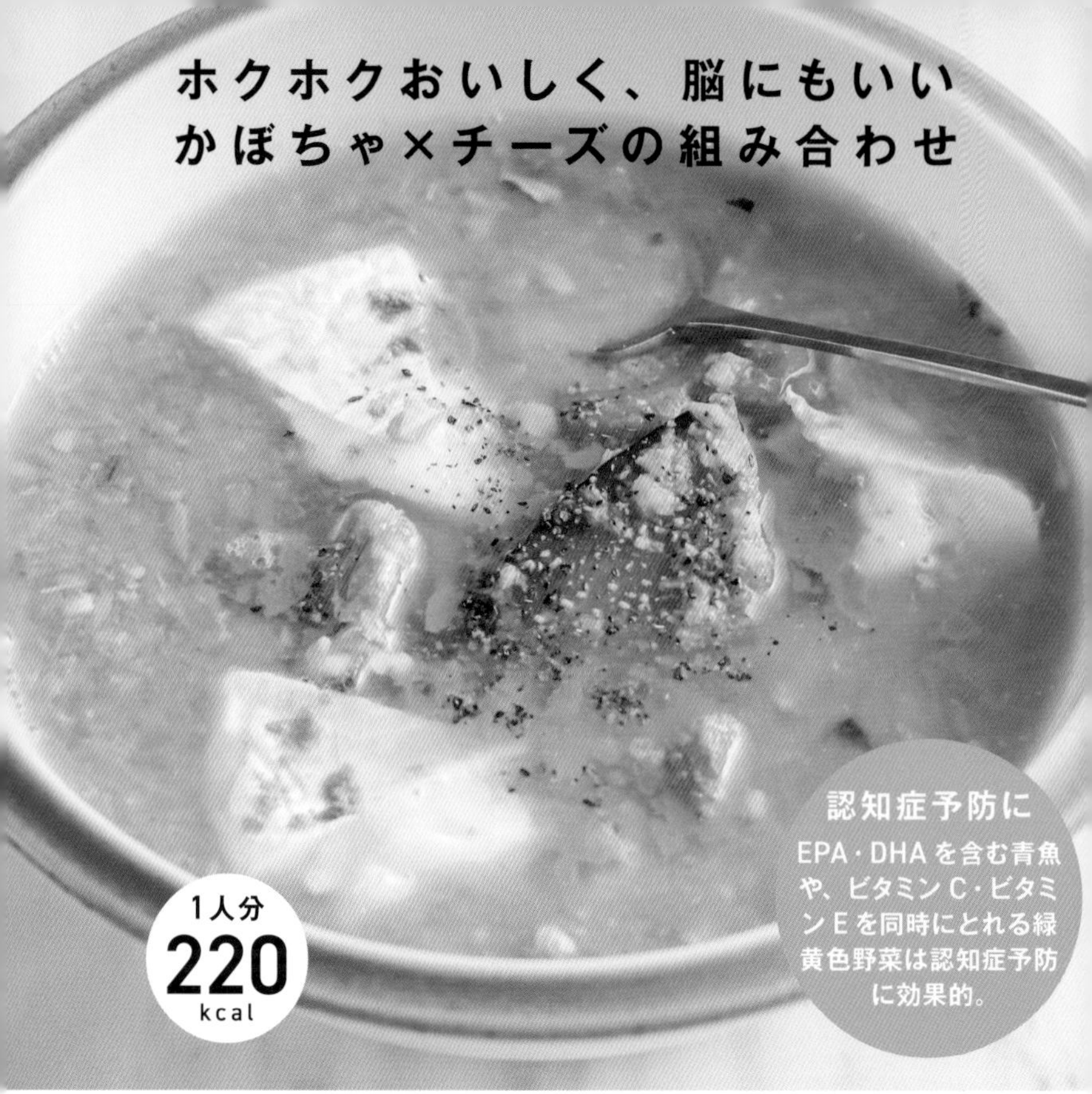

1人分
220
kcal

認知症予防に
EPA・DHAを含む青魚や、ビタミンC・ビタミンEを同時にとれる緑黄色野菜は認知症予防に効果的。

かぼちゃとチーズのスープ

この食材が決め手！

＼栄養価に富んだ
スーパー野菜！／

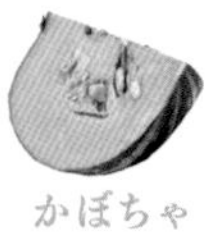

かぼちゃ

カマンベール
チーズ

＼チーズのなかでも
白カビがベスト／

白カビで発酵させたチーズに含まれるβラクトペプチドという成分を摂取した際に、脳の認知機能が高まることが確認されています。ビタミンCとEが摂取できるホクホクかぼちゃとも好相性！　味を引き締めるターメリックも、認知症予防の効果が期待できます。

材料（2杯分）

- ◉疲れのおそうじスープのもと…150g
- ◉水…400㎖
- ◉かぼちゃ…150g
- ◉カマンベールチーズ…1/2 個（50g）
- ◉塩…少々
- ◉ターメリック・黒こしょう…各少々

作り方

1 **かぼちゃは１センチ幅の一口大に切る。**
カマンベールチーズは６等分に切って冷蔵庫に入れておく。

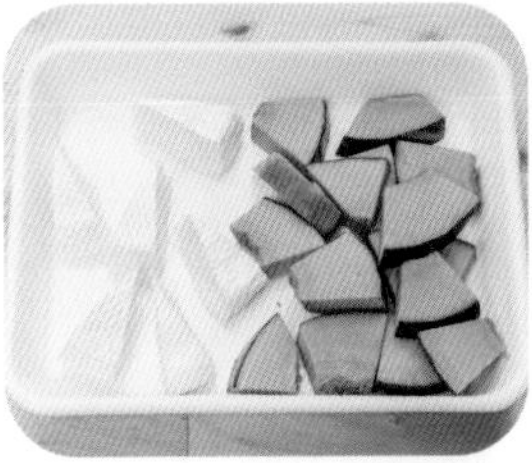

2 **なべに水とかぼちゃを入れてやわらかくなるまで煮込み、疲れのおそうじスープのもとを入れて塩で味をととのえる。**

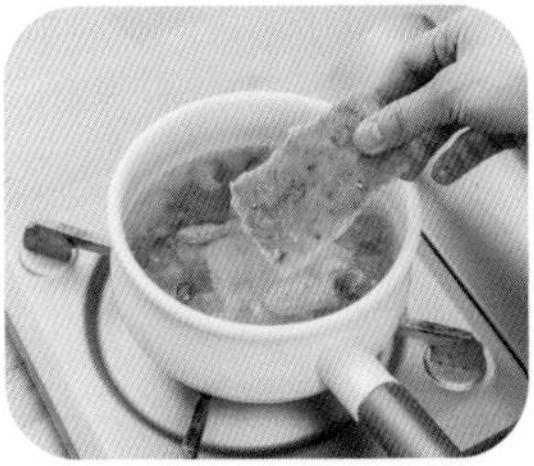

3 **火を止めてカマンベールチーズを入れて器に盛り、ターメリックと黒こしょうをふる。**

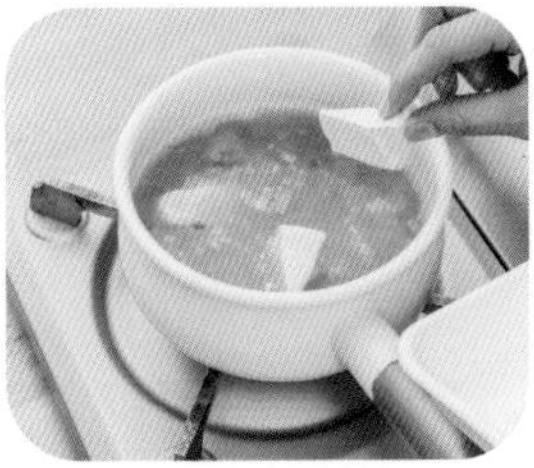

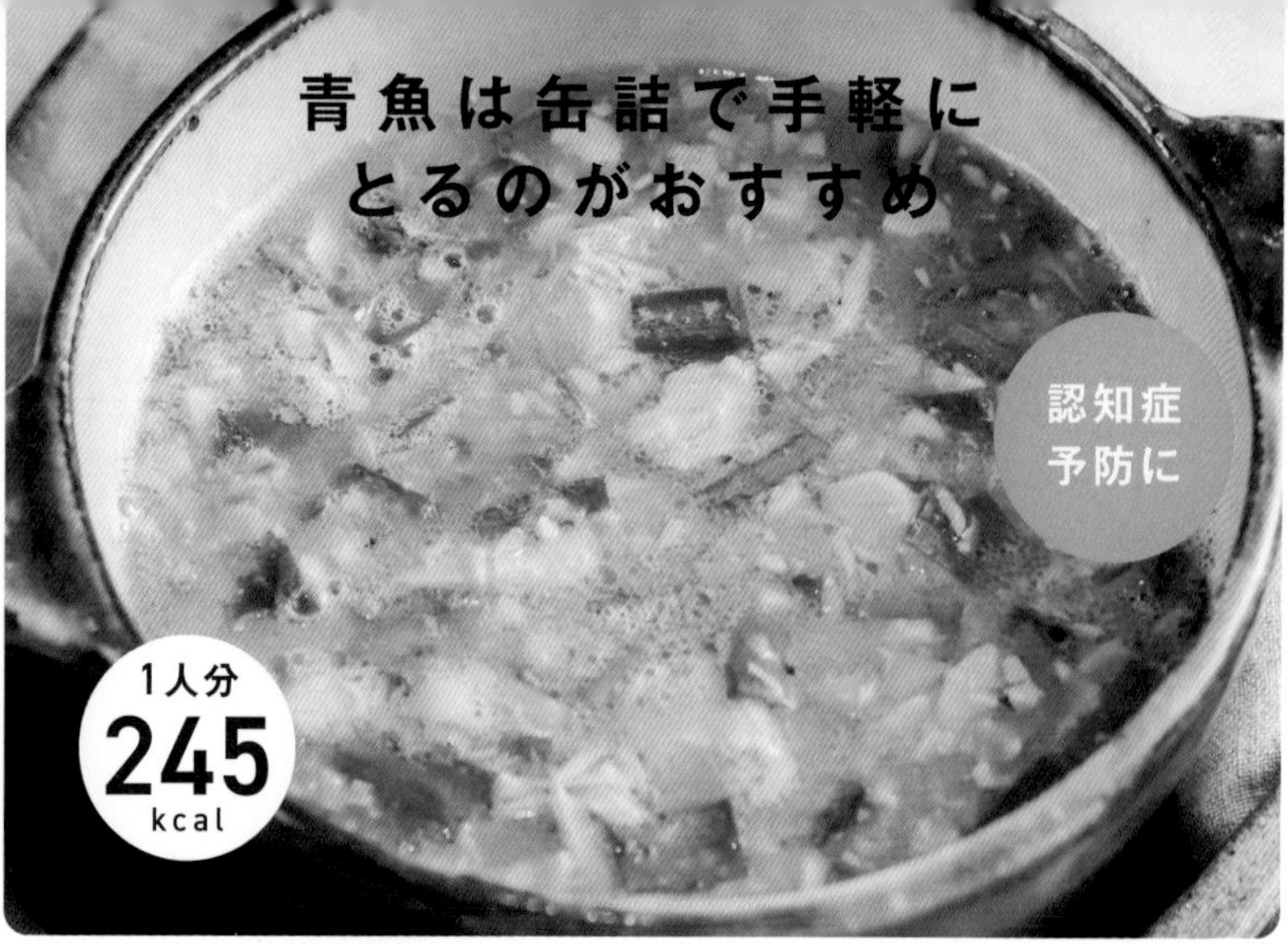
青魚は缶詰で手軽に
とるのがおすすめ
認知症
予防に
1人分
245
kcal

納豆とツナのスープ

材料（2人分）

- 疲れのおそうじスープのもと…150g
- 水…250㎖　◉にら…3本
- ツナ缶（オイル漬け）…1缶（ノンオイルでもOK）
- すりごま（白）…大さじ1
- ひきわり納豆…1パック
- しょうゆ…少々

ツナはEPA・DHAを手軽にとれる便利な食材。また、大豆も認知症予防に効果的とされていますが、なかでも納豆に含まれるナットウキナーゼは、血栓予防を期待できます。魚の脂と納豆のタッグはあと引くおいしさでクセになる！

作り方

1 にらは1センチ幅に切っておく。

2 なべに水を入れて沸騰させ、疲れのおそうじスープのもと、ツナ缶の中身を全て入れてひと煮立ちさせる。

3 にらとすりごまを加えて火を止め、ひきわり納豆を入れて、しょうゆで味をととのえる。

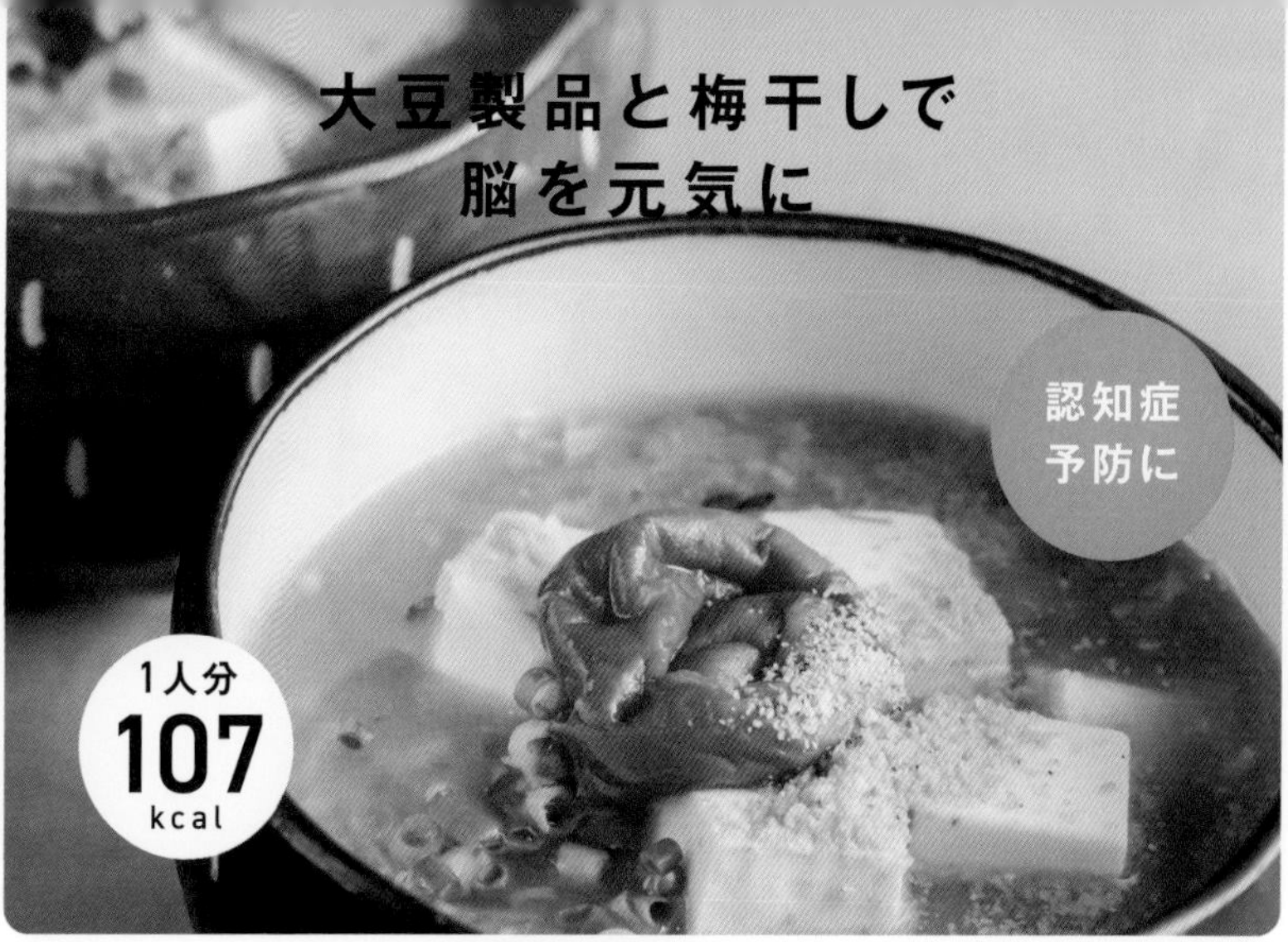
大豆製品と梅干しで
脳を元気に
認知症
予防に
1人分
107
kcal

梅スープ

材料 （2人分）

- 疲れのおそうじスープのもと…150g
- 水…250mℓ
- カツオ節…2g
- 絹豆腐…100g
- 梅干し…1個
- 小ねぎ・すりごま（白）…各適量（お好みで）

和食材の滋味深さが体にしみるやさしい1杯。大豆製品に含まれるレシチンは、神経伝達物質をつくり、認知症予防に効果があるといわれています。また、梅干しを食べると脳が活性化し、認知症になりにくいという、うれしい研究報告も。

作り方

1 なべに水とカツオ節、1.5センチ角に切った絹豆腐を入れてひと煮立ちさせる。

2 疲れのおそうじスープのもとを入れて火を止める。

3 器に盛りつけて梅干しを入れ、お好みでごまや小ねぎを散らす。梅干しを溶かしながらいただく。

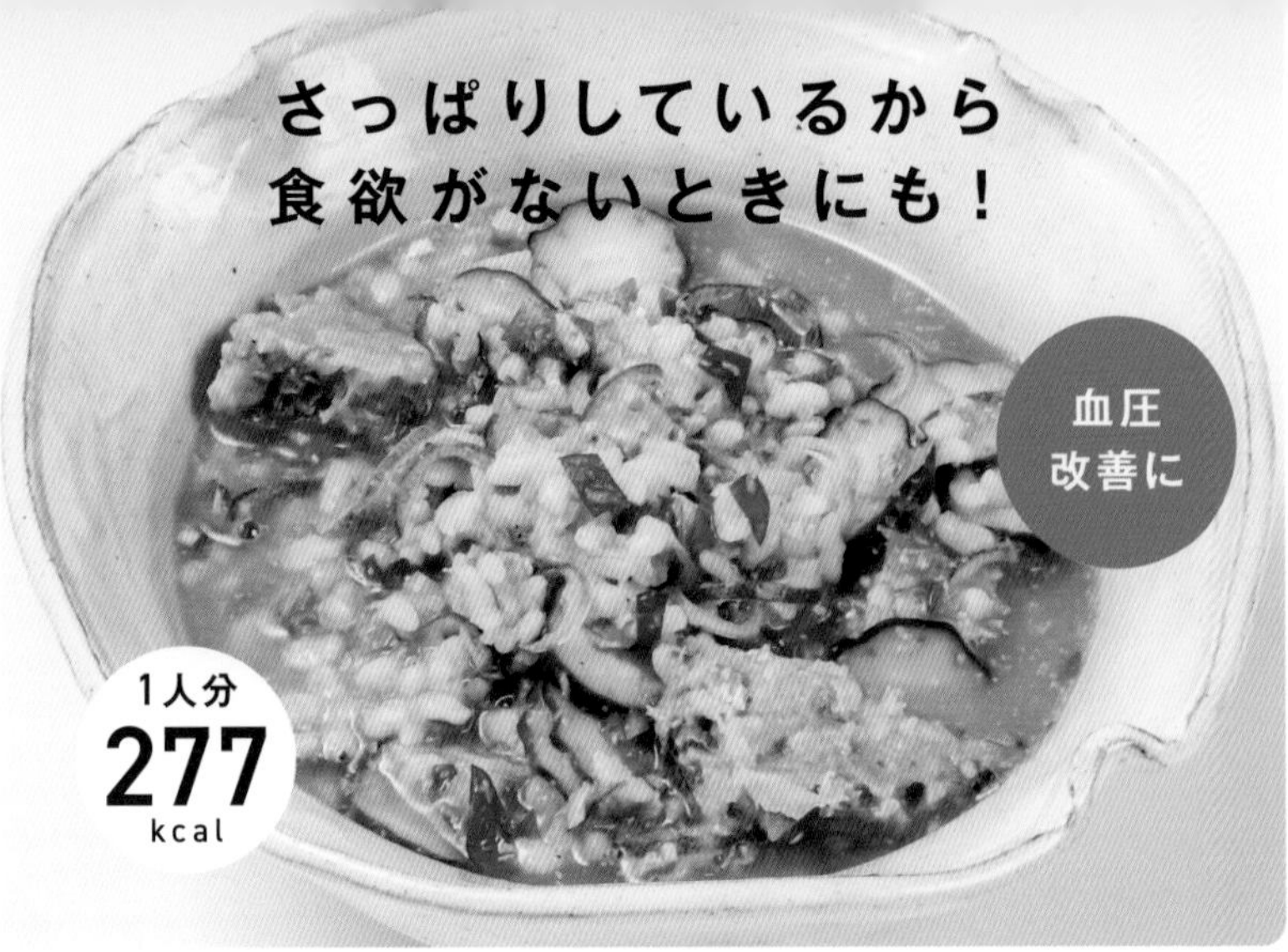
さっぱりしているから
食欲がないときにも！
血圧
改善に
1人分
277
kcal

冷や汁

材料 （2人分）

- ◉疲れのおそうじスープのもと…150g
- ◉きゅうり…1本
- ◉みょうが…2本
- ◉大葉…3枚
- ◉玄米ご飯…200g
- ◉冷茶…200mℓ
- ◉すりごま（白）…大さじ1
- ◉しょうゆ…適量

スープ以外のアレンジ料理にも、疲れのおそうじスープを使ってみましょう。塩分を排出してくれるカリウムが豊富なきゅうりをたっぷり使った一品。スープのもとを凍ったまま入れるので、暑い日にもおすすめです。

作り方

1 きゅうりとみょうがは小口切りにする。大葉は粗みじんにする。

2 ボウルにしょうゆ以外全ての材料を入れてよく混ぜる。疲れのおそうじスープのもとは凍ったまま入れることで氷がわりにする。

3 しょうゆで味をととのえる。

ふわふわ卵でたんぱく質を！

厚焼き卵

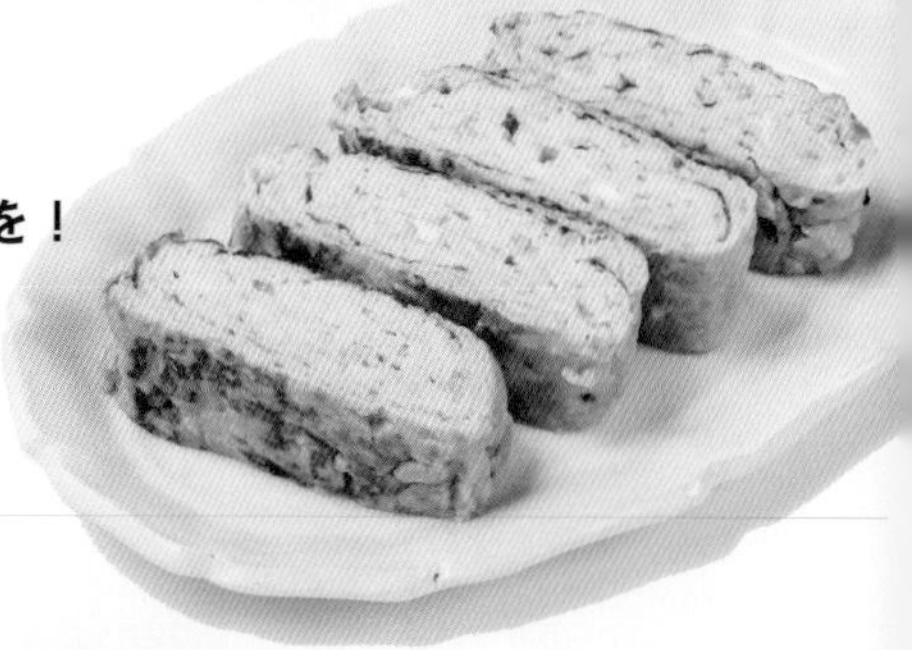

筋力アップに

1人分 185 kcal

材料 （2人分）

◉疲れのおそうじスープのもと…75g
◉卵…3個
◉みりん…小さじ2
◉塩…少々
◉サラダ油…適量

作り方

1 卵をボウルに入れてしっかりと溶きほぐし、みりん、塩、解凍した疲れのおそうじスープのもとを入れて混ぜ合わせる。

2 卵焼き器にサラダ油を熱して全体にならし、1を3回に分けながら入れて巻き、一口大に切る。

ネバネバ作用でお腹すっきり

とろろそば

腸内環境改善に

1人分 489 kcal

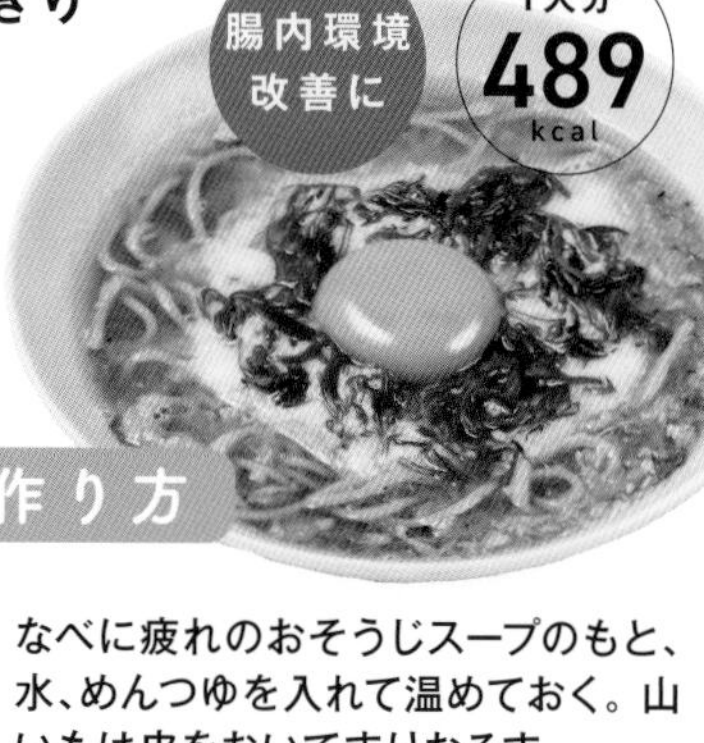

材料 （2人分）

◉疲れのおそうじスープのもと…300g
◉水…600㎖
◉めんつゆ（2倍濃縮）…大さじ4
◉そば（冷凍のものなどでOK）…2玉
◉山いも…100g
◉めかぶ…小1パック
◉卵黄…2個

作り方

1 なべに疲れのおそうじスープのもと、水、めんつゆを入れて温めておく。山いもは皮をむいてすりおろす。

2 そばを表示通りにゆで、器に盛る。1のつゆを注ぎ入れてほぐし、山いも、めかぶ、卵黄の順にのせる。

良質な「森のバター」を摂取

アボカドののりあえ

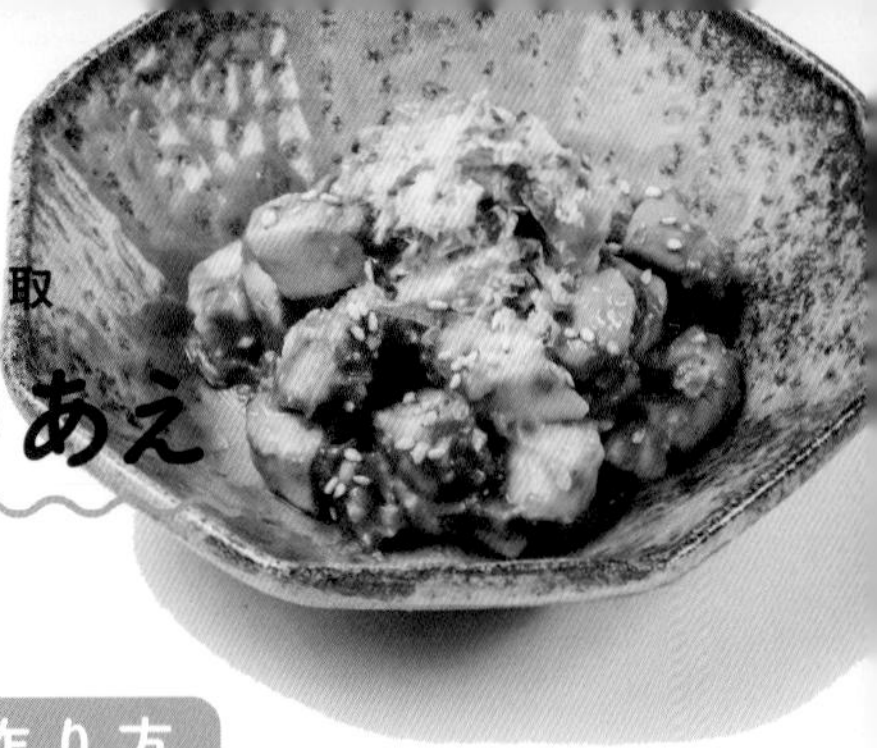

血糖値抑制に

1人分 106 kcal

材料（2人分）

- ◉疲れのおそうじスープのもと…60g
- ◉アボカド…1/2個
- ◉のりのつくだに…小さじ2
- ◉酢…少々
- ◉ごま（白）・カツオ節…各適量（お好みで）

作り方

1 アボカドは1センチ角に切る。

2 ボウルに解凍した疲れのおそうじスープのもととのりのつくだに、酢を入れて混ぜ合わせ、アボカドをあえる。

3 お皿に盛り、お好みでごまやカツオ節をふる。

葉物野菜の抗酸化力を活用！

ほうれん草カレー

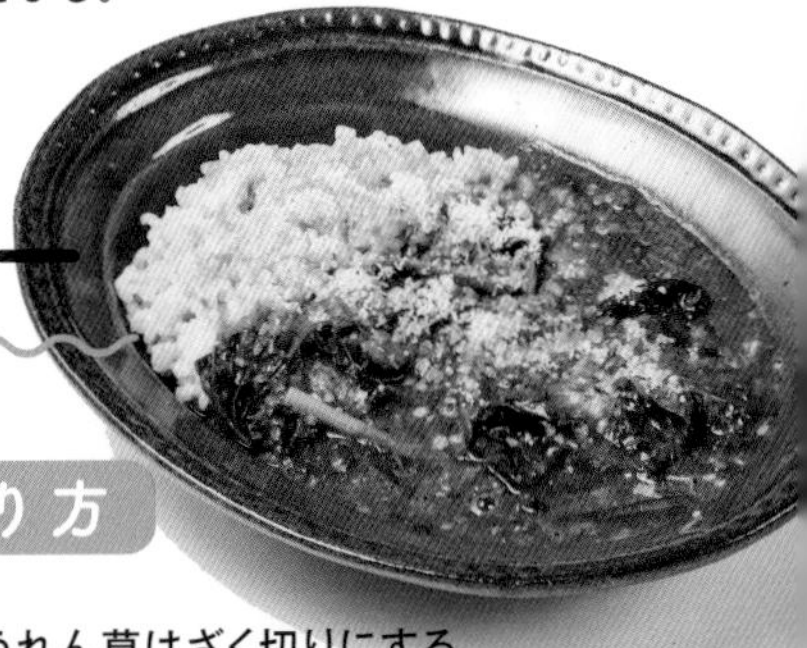

認知症予防に

1人分 465 kcal

材料（2人分）

- ◉疲れのおそうじスープのもと…150g
- ◉水…300㎖
- ◉ほうれん草…100g
- ◉カレールウ…1個（20g）
- ◉ターメリック…小さじ1/2
- ◉玄米ご飯…適量
- ◉粉チーズ…適量

作り方

1 ほうれん草はざく切りにする。

2 なべに水と疲れのおそうじスープのもとを入れてひと煮立ちさせたら火を止め、カレールウとターメリックを入れる。

3 再び加熱をして全体にとろみがついたら、ほうれん草を入れてしんなりとするまで煮込む。器に玄米ご飯を盛りつけてカレーをかける。粉チーズとターメリック（分量外）をふる。

第6章

一生疲れない体に！「細胞から疲れをとる習慣」

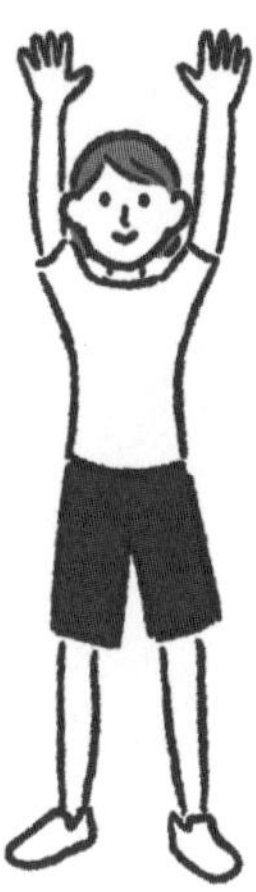

ミトコンドリアを減らさない習慣を身につける！

疲れのおそうじスープで、ミトコンドリア活性化「ミト活」を始めてみていただけましたか？

2週間ほど続けたところで、体を観察してみましょう。

朝起きたときの体の疲れはどうですか？
「体が動かない」という感覚は減りましたか？
夜はぐっすり眠れていますか？

いかがでしょう。

以前とはちょっと体が違う気がしませんか？

少しでも「いつもより体が軽いな」と感じていただけていたらうれしいです。

さらに体を軽くしたい！　と思う方は、この章で運動や睡眠などの活性化の方法もご紹介しますので、ぜひスープと一緒に生活に取り入れてくださいね。

ミトコンドリアを活性化するには**食事はもちろん重要ですが、新鮮な酸素をとり入れること、自律神経の安定や活性酸素を減らすことも大切です。**

具体的には、軽い運動や呼吸法などを日常生活に取り入れることや、睡眠や入浴などの習慣を見直すことをおすすめします。

また、喫煙、飲酒、カフェインのとり過ぎなどの、ミトコンドリアを減らすような体によくない習慣も控えていきましょう。

とはいえ、難しく考える必要はありません。

ごく小さなルーティンを変えることから始めていけばいいのです。

夜のスマートフォンをいじる時間を少し短くするとか、1回に1分程度の軽い運動を気がついたときにやってみるとか、まずはそのようなことで十分です。

いろいろ試していくうちに、「これは確かに効果がある」と感じられる方法が見つかるはずです。

それが、あなたにぴったりのミト活法。

ぜひ、疲れのおそうじスープとあわせて続けてみてください。

「肉を毎日食べる＝長生き」ではないワケ

ミトコンドリア活性化に必要な栄養素については、第3章、第4章でお伝えしましたね。

ここでは、少し範囲を広げ、体を元気にする食生活について考えてみましょう。

私は、**中高年以降の方は筋力が衰えがちなので、青魚や赤身の肉などの体によく、筋肉がつくたんぱく質を、なるべく食事に取り入れることをおすすめしています。**

ただし、適量は人によって違うと思います。

よくテレビでご長寿の方が、毎日のようにステーキを食べていることを自慢されていたりしますよね。

たくさん肉を食べているから長寿なのかと思われがちですが、実はそうではなく、「毎日ステーキを食べられるほど、噛む力が強く、胃腸が丈夫な人が長寿なのだろう」というのが、私や仲間の医師たちの一致した見解です。

まだまだ食と健康についてはわかっていないことも多いですが、何より自分の体に合った量を、前述のように自ら体を観察して見つけ、実践することが大切です。

量だけでなく、人によって合う食材の種類も違います。

例えば、小麦類や乳製品は、中に含まれるたんぱく質が腸内に炎症を起こしやすく、コルチゾールの過剰分泌につながることがあるので一般的に量をとり過ぎないほうがよいと私は考えていますし、一定数いる本当に体質に合わない方にとっては、避けるべき食材です。

ですから、体調が悪いのは、特定の食材のせいなのかもしれないと思ったときには、1〜2週間ほど食べることを控えて、体の様子を丁寧に観察してみましょう。

消化がよくなったとか、体が軽くなったとか、体調の変化を見ながら、自分に合う食材なのかどうか判断していくことをおすすめします。

こうやって自分の体を点検して、食とのよいつき合い方を見つけていくことが「疲れのおそうじ」への第一歩なのです。

がんになりにくい「デザイナーズフーズ」

健康のために何を食べればよいのか、その指針として参考にできるのが、左のページのデザイナーズフーズの図です。

これは1990年代にアメリカの国立がん研究所が推奨した、がんになりにくい食品のリストです。上にある食品ほど、抗酸化、抗炎症、解毒の作用が強くなります。

つまり、**がんを誘発する活性酸素を抑制する効果が期待できる食品というわけです。**

活性酸素といえば、ミトコンドリアのエネルギー工場で発生する、ミトコンドリアの働きを邪魔するものでしたね。活性酸素を除去すれば、将来のがんを予防できるだけでなく、ミトコンドリアが活性化して、体がエネルギーに満ちて元気になります。

第4章でお伝えしたミト活食材と重なっているものもありますが、ハーブやスパイス、くだものなどもこの図では挙げられています。

ミト活にはもってこいの食材なので、ぜひ日々の食事に取り入れてみてください。

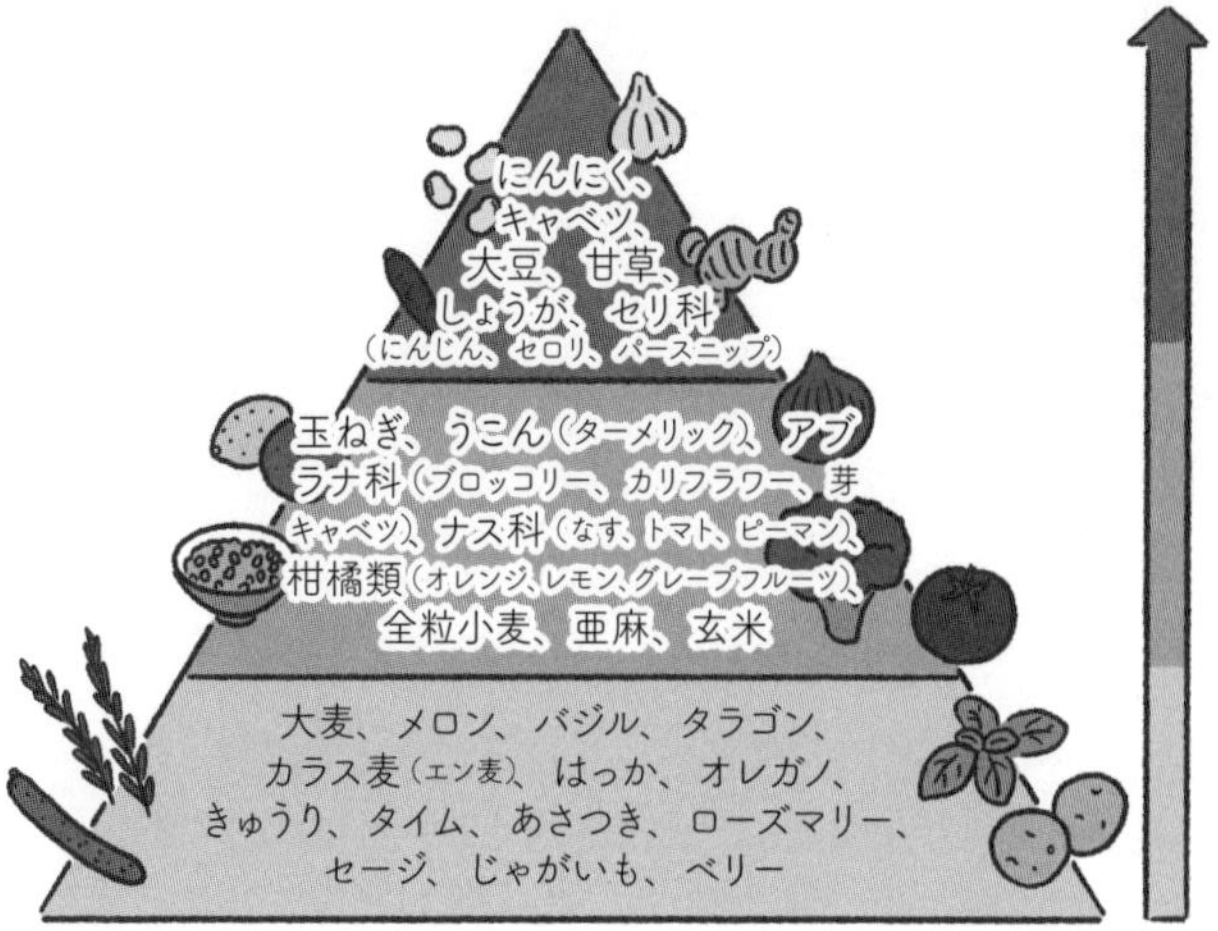

出典：アメリカ国立がん研究所
Caragay, A. B.: Cancer preventive foods and ingredients. Food Technol. 4 : 65-68, 1992.

心と体に効く昔ながらの食事風景

何を食べるかと同じくらい体に影響が大きいのが、「どう食べるか」です。食べ方によって、体がどのように栄養を吸収するかも違ってくるからです。

何よりおすすめしたいのは、よく噛むことです。

噛むと唾液の分泌が増え、消化がよくなることは知られていますよね。

しかし、**唾液のもっとも重要な働きは、実は毒消し作用です。**

唾液にはアミラーゼなどの消化酵素だけでなく、抗菌作用のあるラクトフェリン、発がん物質を抑制することが期待されるラクトペルオキシダーゼなどが含まれており、食事に含まれる人工の添加物や発がん性物質などを毒出ししてくれるのです。

また、唾液には細菌やウイルスを排除する免疫グロブリンという成分も含まれています。よく噛むことによって、この成分が外部から侵入した毒素にからみ、無毒化して排除してくれます。

体内に少しずつ蓄積される毒素はミトコンドリアの働きを阻害しますから、毒出しはミト活の必須項目です。「よく噛む」ことは一番手軽な毒出しだといえるでしょう。一口食べたら何回も噛んで飲み込み、それから次の一口へ。咀嚼《そしゃく》を意識しましょう。

そして、私が日頃からとても重要だと思っているのは、**五感で食事を楽しむことと、昔ながらの食事風景を大切にすることです。**

食べる前にまず目や香りで食事を楽しむ。それが脳に影響を与えることで、自律神経が刺激され、胃液の分泌がうながされます。

これは「脳相《のうそう》」といって、食べる前にもう消化の準備は始まっているということなのです。

昔ながらの食事風景がなぜよいのかも、この「脳相」が理由です。台所で食材を刻む音、ゆげが立ち上るにぎやかな食卓。これらを五感がキャッチし、脳が反応して胃液が分泌され、体が消化の準備を始めます。

これが体にとてもよいのです。ですから、慌ただしい毎日の中でも、なるべく家族で食卓を囲む日を設けてほしいと思います。

それが難しい場合は、例えばアットホームな料理店のカウンターで、料理ができるのをゆっくり見ながら、おしゃべりして食前のお茶を飲んで待つ。

そんなひとときを持つだけでも、心と体によい食事ができますので、生活の中でいろいろと工夫してみてください。

研究でわかった「食べ過ぎが老化を招く」

次は食べる量について考えてみましょう。

基本的に、体を若く保ち軽くするには、食べ過ぎない生活がおすすめです。

量を食べ過ぎると老化につながるという研究があります。

アメリカのウィスコンシン大学と国立加齢研究所の2チームが、1980年代から猿を使った実験を行い、カロリー過多の食事を与えたグループと、カロリー制限をしたグループで数年後に結果を見たところ、後者のほうが加齢に伴う病気の発症率が低かったといいます。

見た目の老化にも違いがありました。

必要な栄養素をカバーすることは大切ですが、昔からいわれている通り、腹八分目がベスト。朝、昼、夜でしたら、消化力の一番強い昼に多めに食べ、夜は軽めにするのがいいでしょう。

夜の血糖値スパイク（70ページ）も防げますし、いいことだらけです。

量の制限ということでは、「ファスティング」をご存じでしょうか。

直訳すると断食ですが、ファスティングとして今広まっているのは、昔ながらのただ食べない断食とは少し違って、専門家の指導のもと、水分や発酵ドリンクなどをとりながら食事制限を行う方法です。

実は、この**ファスティングもミトコンドリア活性化には効果的です。**

細胞にはオートファジーという働きがあります。

このオートファジーについては、２０１６年に東京工業大学の大隅良典栄誉教授がノーベル賞を受賞した分野なので耳にしたことがある方も多いかもしれません。

簡単にいいますと、オートファジーとは、細胞が自身の細胞内の一部を分解する作用、自らを食べるような現象です。

細胞は外からの栄養の供給がなくて飢餓状態になると、細胞内にある古いたんぱく質やミトコンドリアなどの小器官を食べて、リサイクルします。こうして、**細胞のリニューアルが行われるのです。**

ミトコンドリアに起きるオートファジーは、特にマイトファジーと呼ばれます。活性酸素の発生などで古くなったり損傷したりしたミトコンドリアは、マイトファジーにより分解されて除去されます。

オートファジーを活発化させるのが、たんぱく質や糖質の供給を止めて細胞を飢餓状態にするファスティングです。
ファスティングで意識的にオートファジーを起こして細胞とミトコンドリアをリフレッシュし、体をいきいきと元気にする。これはとてもおすすめです。

ファスティングは、運動選手から多忙な経営者の方まで、体のメンテナンス意識の高い方々が、その効果を実感しています。人によっては、体がすっきりする、頭がクリアになる、若返ったような気がするなどの効果があるようです。

とはいえ、低血糖の方などはファスティングが向かないケースもありますし、年を重ねるとたんぱく質が足りなくなっている方が多いので、むやみにファスティングをすると危険なこともあります。なるべく専門家の指導を受けて行うのがよいでしょう。

自分で試したい場合は、食事の量を少し控える日をときどきつくるだけでも十分です。夜にたくさん食べていたのを軽くするだけで朝の体調が変わるはずです。

座る時間が短い人ほど死亡リスクが低い

最近だるいな……と思っている方は、知らない間にミトコンドリアの機能を低下させる行動をとっていないでしょうか。

ミトコンドリア活性化には運動が大切なことは、第3章でお伝えしましたね。**運動不足は、筋力を衰えさせて筋肉にあるミトコンドリアの量を減らします。**

また、エネルギー代謝に必要となる新鮮な酸素がとり入れられないため、ミトコンドリアの活動を低下させてしまいます。

ところが、運動不足以前に、座っているだけで体には赤信号だということがさまざまな研究でわかってきました。一体どういうことでしょうか？

オーストラリア、シドニー大学の研究チームが発表した内容によれば、**1日11時間以上座る人は、4時間未満の人と比べて死亡リスクが40%アップするということです。**

また、コロンビア大学の研究によれば、1回に座り続ける時間が平均10分以上の人と、10分未満の人を比較すると、後者のほうが、死亡リスクが低かったといいます。

つまり、1日に座るトータル時間を減らすことも大事ですが、1回に座る時間を減らすことも必要という研究結果です。

1日に何時間も座っているという方は多いと思いますが、座っているだけで死亡リスクが上がるなんて、怖いですよね。

では、座り過ぎはなぜ体によくないのでしょう。

それは、動かないことで血流が悪くなり、ミトコンドリアが減り、代謝が低下することで、糖尿病や心筋梗塞などさまざまな疾患の原因となるからです。

がん罹患のリスクも高くなるといわれています。

また、座るということは、とりわけ脚を動かさない状態なので、ミトコンドリアが多い脚の筋肉が使われなくなって衰えます。

体内のエネルギー工場が少なくなるわけですから、これもエネルギー不足になり、疲れを引き起こすひとつの要因だとも考えられますよね。

ただしこのリスクは、週末に運動をまとめてすることでは解消されません。

なるべく、**座って作業したりくつろいだりする1回の時間を短くし、ときどき椅子の周囲でもいいので少し歩いてください。**

それだけで、十分なミト活になります。

リズミカルに腕をふって幸せホルモンを出そう

第3章で、ミトコンドリア活性化には、ゆっくりとした動きに使われる遅筋を鍛えることが有効だとお伝えしました。

それには、**ウォーキングやゆっくりしたランニングなどの有酸素運動と、スローな筋トレがおすすめです。**

ウォーキングは足が鍛えられるだけでなく、リズミカルに腕をふることもとてもいいのです。

なぜなら、**規則的なリズムを刻むリズム運動を行うと、セロトニンというホルモンが出るからです。**

セロトニンは幸せホルモンとも呼ばれ、気持ちが前向きになったり、興奮した神経を静めたりしてくれます。

同じウォーキングでも、ただ漫然と歩くのと、しっかり腕をふって歩くのとでは大違い。リズムを意識して、幸せホルモンを分泌させることが大切です。

ただ、外で思いっきり腕をふりながら歩くのはちょっと恥ずかしいとか、なかなか外を歩く暇がないという方も多いでしょう。

そこで次のページでは、サッと椅子から立ち上がって、パパッと1分くらいでできる簡単な体操をご紹介しています。

これなら、先ほどの座り過ぎの対策にもぴったりです。

ぜひ生活に取り入れて、続けてみてくださいね。

がんばらないから毎日できる！

ミトコンドリア いきいき体操

ミトコンドリアの活性化には有酸素運動が効果的です。
そこで天候に左右されず室内で気軽にできて、
ひざに負担のかかりにくい「バンザイストレッチ」と
「腕ふり体操」をご紹介します。
これは私の師匠である金城実先生考案の体操です。
この２つの体操を、まずは１日２回から始めてみましょう。

手や肩がじんわり温まって
活力がみなぎる

バンザイストレッチ

ミトコンドリアをいきいきさせるための準備体操がバンザイストレッチ。血管が若返り、血液の流れがよくなります。

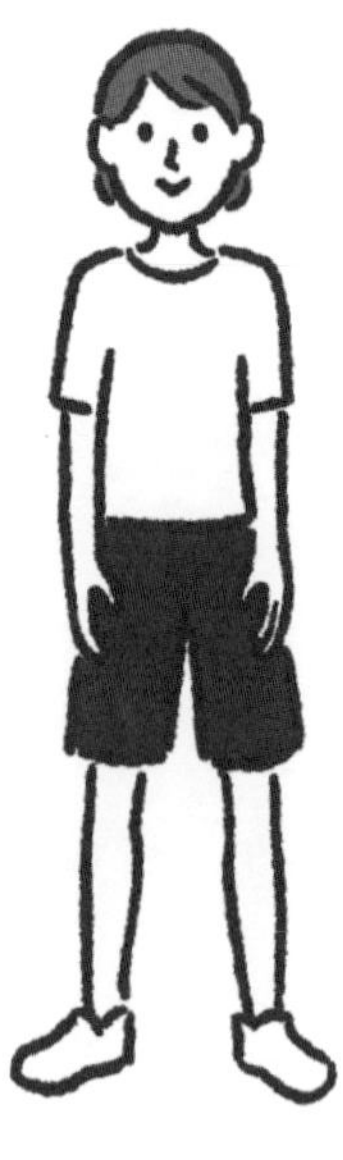

1 両脚を肩幅に開き、
リラックスして立ちます。

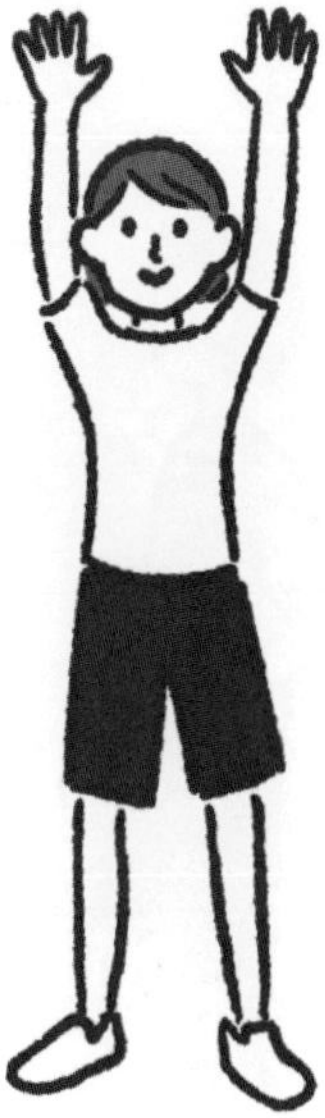

2

両手をパーの形に開いて、ひじを伸ばしたままグーッと上に伸ばすように上げていき、バンザイの状態で止めます。呼吸は止めずにゆっくりと。次にリラックスしながら腕を下ろします。これを3回くり返します。全部でだいたい1分間くらいです。

3

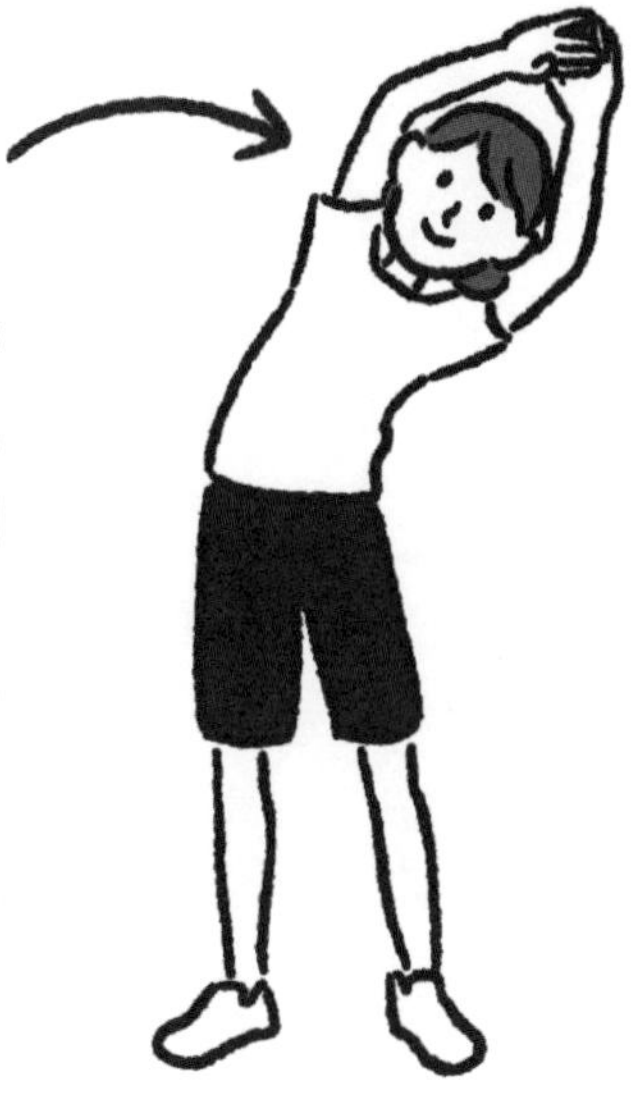

次に2と同じように腕をバンザイにした後、手をにぎり合わせ、そのまま横にゆっくりと倒して、お腹やわき腹を伸ばしましょう。これを左右2回ずつ行います。最後にリラックスしながら腕を下ろします。これも1分くらいかけて行います。

ウォーキングより
楽に効果的に体を活性化!

腕ふり体操

腕ふり体操は、最初は1分でよいですが、慣れてきたら2分、5分と増やしてもOKです。ただし、翌日に疲れが残るようならやり過ぎなので、無理なくできる範囲で続けてください。

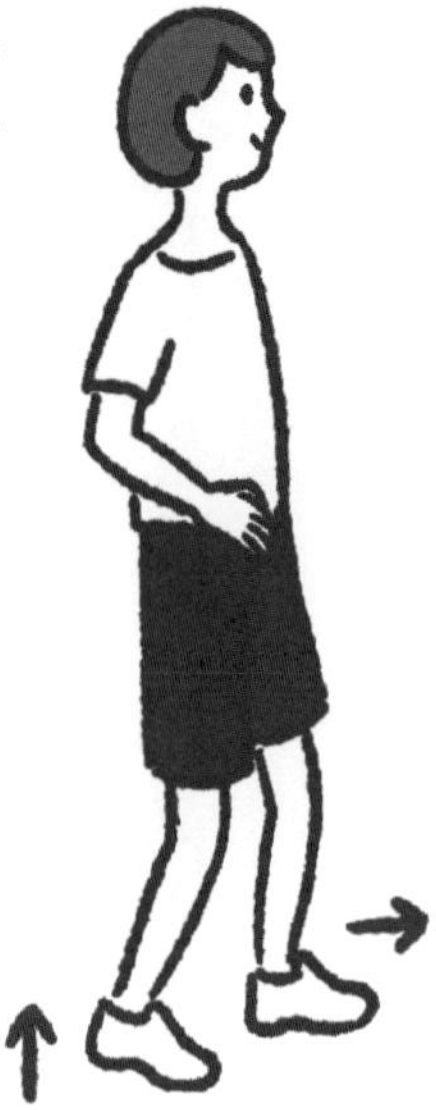

1

両脚を肩幅に開き、両手を腰にあてて、片脚を軽く前に一歩出します。脚を軽く曲げて、後ろ足のかかとを少し上げ、体重を前脚と後脚の両方に均等にかけます。

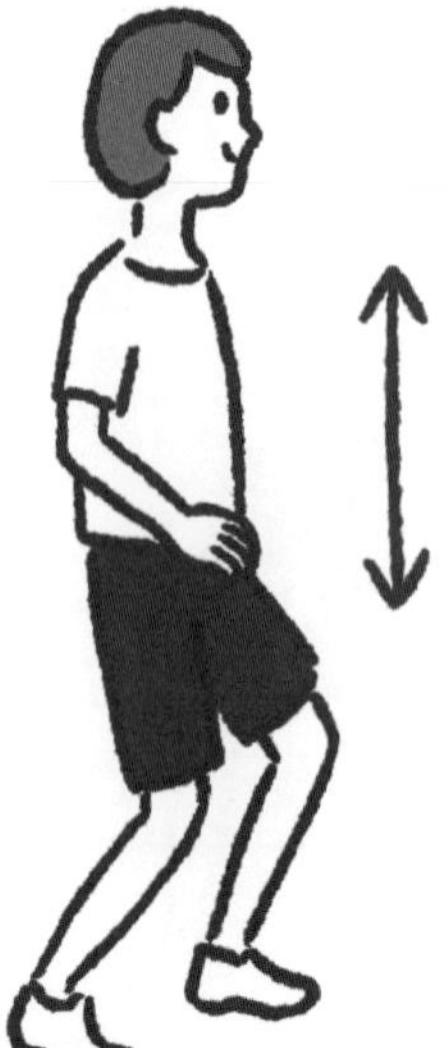

2

両脚をリズミカルに軽く曲げたり伸ばしたり、小刻みにくり返します。腰を上下にやわらかくはずませるようにすると楽にできます。「イチニ、イチニ」と声を出して。

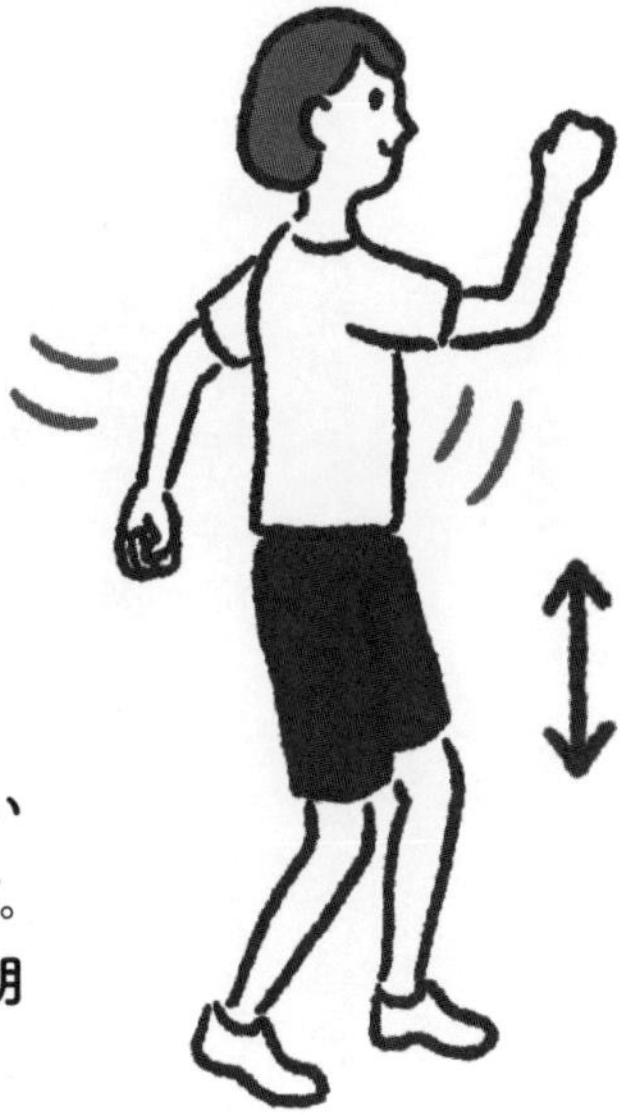

3

その上下の動きを止めないまま、腕を前後にふります。これを1分間続けます。朝晩1日2回行いましょう。

ミトコンドリアを目覚めさせる運動とは？

ミトコンドリアを活性化させるには、適度に筋肉に負荷のかかる有酸素運動を、間隔を置いてくり返すことが大切です。エネルギーを急に消費すると、ミトコンドリアはがんばってエネルギーをつくり出します。ですから、時間を区切ってくり返し行う腕ふり体操は、ミトコンドリア活性化に最適なのです。

考案：医学博士　金城実　日本予防医療協会 https://www.yoboiryo.jp

サウナでミトコンドリアを刺激

体の疲れをとるのに、湯船に入るのがいいことは皆さんご存じだと思います。
ところが「面倒くさくて……」とシャワーで済ましている方は結構多いものです。

湯船に浸かることは疲労回復に大きな効果があります。

少しぬるめのお湯に20分くらい浸かるのがおすすめです。
副交感神経が優位になり、質のよい睡眠が得られます。逆にあまり熱い湯に入ると交感神経が活発になり、心地よい睡眠に入れなくなります。

湯船に浸かることは、末梢循環改善作用、免疫上昇作用、HSP（ヒートショックプロテイン）産生による細胞保護・ミトコンドリア活性化作用などが期待できます。

また、入浴の水圧には利尿作用、浮腫改善、毒出し作用もあります。

さらにおすすめしたいのが、ミトコンドリアの活性化によいマグネシウムが含まれている、エプソムソルトの入浴剤です。マグネシウムは肌からの吸収も有効なのです。

サウナもミトコンドリア活性化には有効です。

ミトコンドリアは、間をおいてくり返し刺激を体に与えることで活性化します。サウナに入って刺激を体に与えると、エネルギーを出そうとミトコンドリアが活発に動き出し、体が元気になります。

ただし、高血圧の方などがサウナに入ると危険な場合もありますので、ご自分の体調や体質に合わせて調整してください。

太陽の光は最高の栄養素！

さらに、疲れのおそうじのための生活習慣としておすすめしたいのは、日光浴です。

私たちは、**日光を浴びて紫外線を受けると、体内でビタミンDがつくられます。そのビタミンDが、疲れてだるくなった体を元気にする栄養素なのです。**

ビタミンDは、やる気を起こさせるドーパミンをつくり出す作用をサポートする働きがあります。

そのためビタミンDが不足すると、ドーパミンが出なくなって抑うつ状態になり、気力が失われてしまいます。同時に体も重だるくなります。

またビタミンDは、免疫調整機能にも作用します。

不足すると腸の炎症や花粉症など、体の中に炎症が起きやすくなり、それが炎症抑制作用のあるコルチゾールを大量に消費することにつながります。

前述のように（56ページ）、コルチゾールの分泌過多は副腎《ふくじん》疲労につながります。


また、ビタミンDは、カルシウムの吸収を助け、骨をつくる機能をサポートしたり、筋肉を強化したりもします。

不足すると、高齢の方や女性に多く見られる骨粗しょう症やフレイル、転倒のリスクも高まります。

最悪の場合、ビタミンD不足は、がんの発生や、新型コロナウイルス感染の確率と重症度まで高めることになります。


ビタミンDはサケなどの魚に多く、疲れのおそうじスープでは、サバからとり入れることができますが、大切な栄養素なので日光からも補給しておきましょう。

ただし過剰な紫外線は、皮膚がんや白内障の原因になるなど、弊害もあります。

必要最低限のビタミンDを生成するのに必要な1日の日照時間は、地域や季節によっても差があり、正午で見ると、7月の札幌では4・6分、那覇では2・9分。12月の札幌では76・4分、那覇では7・4分です（2013年8月29日、国立研究開発法人　国立環境研究所　地球環境研究センターの研究発表による）。

こういった情報を参考にしながら、適切に太陽の光を浴びてください。

年をとると早朝に目覚めてしまうのはなぜ？

サーカディアンリズムとは何かご存じですか？

生物が持っている生命活動の周期的な変化を生体リズムといいます。

その中でも、血圧や体温、心拍数、ホルモン分泌量などを、約24時間周期で変化させている生体リズムが、サーカディアンリズムです。概日《がいじつ》リズムともいいます。

例えば、体温は朝が低く夜に高くなり、血圧は朝が高く夜間に低くなるといった、体の状態の1日の決まった変化のことをいいます。

そうした生体リズムを刻むために、私たちの体には体内時計が備わっています。

それが**朝に目覚めて、昼は活動的になり、夜眠くなるという活動を自然にコントロー**

ルしています。この体内時計が健康状態を大きく左右しているのです。

体内時計が乱れるとサーカディアンリズムも乱れ、血圧やホルモン分泌などのリズムが乱れてしまいます。

最初は起きたときの疲れや、日中の眠さなどに現れてきます。そして最終的に血糖値異常や脂質異常、高血圧などさまざまな不調を招き、生活習慣病のリスクを高めてしまいます。

では体内時計が乱れる原因は何でしょうか？

体内時計の乱れには睡眠が深く関わっています。

睡眠は、おもにセロトニンとメラトニンという脳から出るホルモンがコントロールしています。

朝に起きて光を浴びると、心身を安定させるセロトニンが分泌され、その14～16時間後にメラトニンという睡眠に誘うホルモンが分泌されるという仕組みです。

セロトニンがメラトニンの分泌を予約セットするというイメージですね。

ということは、朝日を浴びる時間がずれるとメラトニンが出る時間がずれ、夜眠くなる時間がずれてしまいます。

これが体内時計のずれる一番の原因です。

ほかには、不規則な食生活や、夜更かしなどが原因に挙げられますし、残念なことに加齢によっても、体内時計は乱れやすくなります。

年齢を重ねると、早朝に目が覚めてしまったり、夕方にすぐ眠くなったりということが多くなりますね。あれは体内時計が乱れているからなのです。

体内時計を狂わす夜のスマホ

乱れた体内時計をリセットして、体をすこやかにするにはどうしたらいいのでしょうか。それには適切な時間で質のよい睡眠をとることが不可欠です。

そのためには、**まず朝決まった時間に太陽の光を浴びること。**朝にしっかりセロトニンを出さないと、夜に眠くなるためのメラトニンが出なくなります。セロトニンは幸せホルモンとも呼ばれていて、分泌しなくなるとうつになるともいわれています。

また、夜にスマートフォンやパソコンの画面を長時間見るのをひかえてみましょう。画面からブルーライトという強い光が出ていて、目に悪いだけでなく、今は昼間だと勘違いしてメラトニンが出なくなり、脳が覚醒してしまいます。

ですから、夜にスマートフォンをいじっているといつまでも眠くならず、体内時計が乱れるのです。**画面を見るのは、就寝の2～3時間くらい前にはやめておきましょう。それと同時に、部屋の照明も暗めに落としておけば、自然な眠りに誘われます。**

朝昼晩の食事時間を規則正しくするのもおすすめです。夜はなるべく寝る直前には食べないようにしましょう。遅い時間に食事をすると胃腸が遅い時間まで活動してしまい、睡眠のリズムが狂います。

カフェインの入った飲み物やアルコールは、夜の食事時には避けましょう。カフェインの覚醒刺激でスムーズな入眠を邪魔してしまいます。

昼間に軽い運動をしておくことも、夜の深い睡眠にはよい影響を与えます。日の高いうちにウォーキングなどをするのが最適です。体内時計をリセットしつつ、日を浴びることで体にビタミンDをつくり、さらに運動の効果も期待できます。

よく眠ると疲れがとれるのには理由がある

体内時計が整うと、副腎疲労にもよい影響があります。コルチゾールの分泌も、サーカディアンリズムでコントロールされているからです。

コルチゾールは1日の中で、朝たくさん分泌されて、夜少なくなるという一定のリズムがあります。

このリズムがくずれて、コルチゾール分泌が乱れているのが副腎疲労の状態です。ですから、体内時計が整うと副腎疲労にもよい影響があり、疲れのおそうじにもつながっていくというわけです。

体内時計のシステムは、ミトコンドリアにも関係しています。

精神を安定させるといわれるセロトニンと、血圧や体温を調整して睡眠へ誘うメラトニン。どちらも体内時計によってコントロールされ、快適な睡眠を支えながら、体調を整えることにも役立っています。

また、セロトニンはメラトニンに変換されますが、このメラトニンが活性酸素を除去する役割を持っています。活性酸素は、ミトコンドリアがエネルギーのもとをつくるときに発生するものです。

そして、過剰に出ると、ミトコンドリア自身を攻撃し始めます。この過剰な活性酸素をメラトニンが退治してくれれば、当然ミトコンドリアの働きもよくなります。

よい睡眠のために、セロトニンとメラトニンの2つがしっかり分泌されていれば、それと付随して活性酸素の除去の作用も働きます。

睡眠の質がよくなると、疲れのとれる理由には、ミトコンドリアの活性化もあったのです。ミト活のためにも、体内時計を整えてよい睡眠を心掛けましょう。

深呼吸は疲れのおそうじスープに次ぐ妙薬

疲れをとるのに、リラックスが大切ということは誰もが知っていることでしょう。体が緊張しているときは、交感神経が優位になっていてリラックスできていません。

第2章の副腎疲労でご説明しましたが、ストレスは脳に働きかけてコルチゾールを分泌させます。

この脳に出すストレスの指令をなんとか制御しないと、コルチゾールは分泌され続けて、体をフル稼働モードの緊張状態にしてしまいます。

心と体はともに働いていますし、影響し合っています。

体が整うことで気分が変わることもありますし、心が軽くなると体も軽くなることがあります。

疲れ解消のために体をケアしてもなかなか治らないときには、心を軽くするストレス解消法も試してみましょう。

ストレスにどう対処するかが、疲れのおそうじの大きなポイントなのです。

まずおすすめのストレス解消法は、呼吸です。

深呼吸すると副交感神経が優位になり、リラックスモードになります。

また、酸素がたくさんとり込まれるので体にいい影響があります。

ミトコンドリアはエネルギーをつくり出すときに酸素を必要とします。ですから呼吸で酸素を豊富に体にとり入れることは、ミト活としてもとても有効です。

呼吸ですから場所も時間も選びません。

さっそく、リラックスのための呼吸を試してみましょう。

- **寝ても椅子に座っていてもよいですが、まずは体の力を抜いてください。**
- **腹式呼吸で鼻から息をゆっくり5秒かけて大きく吸い込んで、次に口からゆっくり5秒かけて吐きます（4～6秒でもよい）。**
- **これを1分間に6回ほどくり返します。**

これだけでもずいぶん体や気分が落ち着きませんか。

高血圧の方も、深呼吸した直後は血圧が下がることがあります。それほど呼吸が体に与える影響は大きいのです。

運動よりも手軽にできるので、思いついたときにどこでもやってみてください。

どこか自然の中の気持ちのよい場所で行うのもおすすめです。

少し足をのばして出かけて、森林浴と一緒に行うのもよいでしょう。

森林浴の効果はただ気持ちいいだけでなく、科学的に体によいことがわかりつつあります。

森林浴で体と心を癒やすことを森林セラピーといいます。

森林の中では都市部にいるときよりもコルチゾールの分泌が整うとか、副交感神経が優位になるといった、ストレス軽減の効果があるといわれています。

また、森林セラピーが、免疫機能を上げる、うつの予防、がん予防、高血圧症の予防などさまざまな病気の予防になるのではないかとも期待されているのです。

時間のあるときには、森林に出かけて行って、深呼吸をしてみましょう。

疲れのおそうじスープに次ぐ、妙薬かもしれません。

瞑想で脳からリラックス

心や脳に働きかけてくれるストレス解消法として、瞑想もあります。瞑想は仏教やインド伝統医療のアーユルヴェーダから広がったものですが、今はＴＭ瞑想（超越瞑想）やマインドフルネスなど、少し異なるアプローチで行うものも増えています。

瞑想をすると、脳波が深いリラックス状態のアルファ波になり、集中力アップ、前向きになれるなどの心の変化にもつながるといいます。

体へのよい影響もあり、厚生労働省の「『統合医療』に係る情報発信等推進事業」のホームページによれば、瞑想は高血圧、過敏性腸症候群、不安症、うつ、不眠症などの症状を和らげる可能性があるといいます。

もちろん、リラックスすることで副交感神経が優位になり、疲れのおそうじにつながるようなよい効果も期待できます。

瞑想は、前述の呼吸と同様すぐに始められますが、少しコツが必要です。

肩の力を抜いて体を楽にして静かに座り、心を穏やかにして、雑念が浮かんだらそれをただ眺めるようにやり過ごす。そのまましばらく静かに座り続ける。

ただそれだけでも十分ですが、より効果的に取り組みたいなら、本やインターネットで調べてみるのもおすすめです。

瞑想も疲れのおそうじスープと同じで、２週間くらい続けてみると、「あれ？　少しいつもより体や心が軽いかな」と思うはずです。

あまり早急な結果を求めずに、たんたんと長く続けると、いつの間にか大きな結果が得られるものですから、あせらずに楽しんで続けてみてください。

ノートにストレスを吐き出してみよう

ここまで、ストレスにうまく対処することが疲れのおそうじにとても大切だということをお伝えしてきましたね。疲れとストレスは強く結びついています。日々の生活でストレスをなるべく減らしていかなければ、疲れはとれません。

最後に私がおすすめしたいのは、情報の遮断です。現代人はテレビやスマホで、常に情報を入れることが続いています。頭が気づかないうちに疲れ果てているのです。ですので、**ときどき情報の遮断日をつくって、頭を休めてみましょう。絶え間ない音と情報で疲れていた脳が休まり、体の疲れもとれると思います。**

スマホやテレビから離れて、外を歩きましょう。

また、自分の中にたまってしまった情報を出すこともしてみましょう。

日記はストレスの解消にとてもよいといわれています。**書くだけで、不安などが解消されて前向きになる、さらに体調もよくなることがあるそうです。**

そうやってストレスをノートに吐き出してすっきりするのもよいですが、「いいこと日記」といって、その日にあったいいことだけを日記につけて前向きになる人もいるようです。楽しい気分で日記を書いて寝るのがいいのかもしれません。

ただ、無理にいいことを書こうとすると逆にストレスになってしまう人もいるかもしれませんので、どちらでもお好みでいいと思います。

何にせよ、ストレスが健康の一番の大敵。

体内のエネルギー工場・ミトコンドリアをいきいきさせるために、疲れのおそうじスープを日々の楽しいルーティンにしつつ、ストレスをためない心地よい毎日を過ごしましょう。

御川安仁

（みかわ・やすひと）

ナチュラルアート クリニック（東京都・四ツ谷）院長、統合医療・栄養療法医師、医学博士。岡山大学医学部卒業後、緊急時に対応できる医師になると決意し、災害医療に対応できる科であった岡山大学麻酔・蘇生学教室に入局。東日本大震災では、災害派遣医療チーム（DMAT）のチームリーダーとして出動。国立国際医療研究センター救急部臨床研修指導医、川口市立医療センター救命救急センター医長、愛宕病院 ER-救急蘇生センター長などを歴任。2005 年より「病気にならないようにする、できるだけ薬を使わずに治療する」ために補完代替医療を学び、2015 年に開院。「自己回復力」を高め、病気にならない体をつくるための医療を続けている。自身の慢性疲労を栄養療法で治した経験から「疲れのおそうじスープ」を考案。著書に『疲れがとれない原因は副腎が9割』（フォレスト出版）がある。

だるさ一掃×よく眠れる×自律神経が整う
1日1杯 疲れのおそうじスープ

発行日　2023年7月26日　第1刷

著者　御川安仁

本書プロジェクトチーム
編集統括　柿内尚文
編集担当　福田麻衣
カバーデザイン　小口翔平＋嵩あかり＋須貝美咲（tobufune）
本文デザイン　大場君人
制作協力　田代貴久、佐瀬絢香、平野佑佳（キャスティングドクター）
編集協力　smile editors（印田友紀）、中田絢子、安藤美保子、深谷恵美、関原のり子
取材協力　成田亜希子
料理制作　田村つぼみ
写真　中村圭介
図版　伊藤檀
イラスト　かざまりさ
校正　柳元順子
DTP　山本秀一、山本深雪（G-clef）

営業統括　丸山敏生
営業推進　増尾友裕、綱脇愛、桐山敦子、相澤いづみ、寺内未来子
販売促進　池田孝一郎、石井耕平、熊切絵理、菊山清佳、山口瑞穂、
吉村寿美子、矢橋寛子、遠藤真知子、森田真紀、氏家和佳子
プロモーション　山田美恵、山口朋枝
講演・マネジメント事業　斎藤和佳、志水公美

編集　小林英史、栗田亘、村上芳子、大住兼正、菊地貴広、山田吉之、大西志帆
メディア開発　池田剛、中山景、中村悟志、長野太介、入江翔子
管理部　早坂裕子、生越こずえ、本間美咲
マネジメント　坂下毅
発行人　高橋克佳

発行所　株式会社アスコム

〒105-0003
東京都港区西新橋2-23-1　3東洋海事ビル
編集局　TEL：03-5425-6627
営業局　TEL：03-5425-6626　FAX：03-5425-6770

印刷・製本　中央精版印刷株式会社

Printed in Japan ISBN 978-4-7762-1296-6

本書は、2022年1月に弊社より刊行された『体が勝手に元気になる だる消しスープ』を改題し、
加筆・修正したものです。

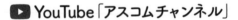